JN064706

増補改訂版

メンタルヘルス どう進める? 職場復帰支援の実務

はじめに

　初版から約10年が経過しました。

　ありがたいことに、初版はかなり早くに品切れとなりました。改訂版の発行を勧めていただき、少しずつは書き継いでいたのですが、本書の主題に関連した研究の成果が報告されるのを待つ、さらには行政の動きを見極めるといった理由で、最終的な脱稿を先送りにしてきてしまいました。結局のところ、私の怠惰によるものと、反省しています。

　この度の改訂では、データを新しいものに入れ替え、じきに古びてしまう可能性が高いものについては削除して、実践に有用だと思われる新しい知見をできるだけ取り入れました。全体の分量は、初版と同じくらいに収めました。

　本書は私が単著として上梓した最初の単行本であり、愛着も深いものです。初版の執筆時には、語りかけるような感じが出せるように、丁寧な言い回しを心がけ、文章表現も工夫しました。改訂版でも、その特徴は残すようにしました。その分、読者によっては、冗長な印象を持たれるかも知れませんが、辞書的な使用よりも、まとまった分量を通読いただくことをイメージしましたので、ご理解いただければと思います。

　本書が産業現場のメンタルヘルス対策を少しでも良い方向に推進させる一助となれば幸いです。

　最後に、お会いするたびに、筆を先に進めるよう、叱咤激励をしてくださった山田剛彦氏をはじめとする関係者の方々に、改めて深謝いたします。

令和3年5月

廣　　尚典

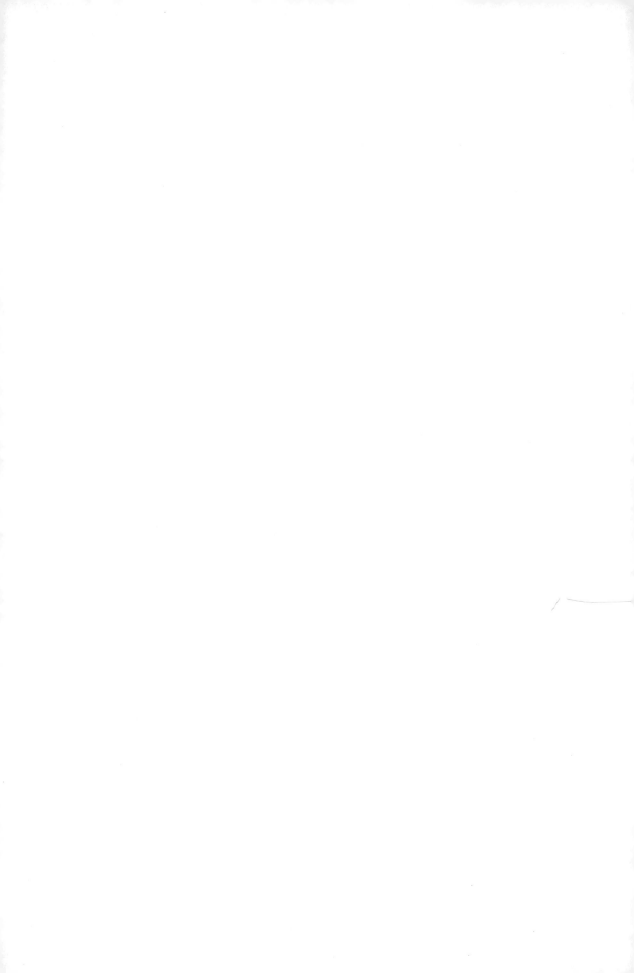

目　次

I メンタルヘルスにおける職場復帰支援とは

1. 職場のメンタルヘルス対策と事例性

産業保健活動では、事例性（caseness）を重視します。「事例性」とは、健康障害の診断、重症度、治療、治癒といった、臨床医学が基本的な課題としてきた「疾病性」（illness）に対して、その健康障害が「いつ、誰によって、どこで、なぜ異常とみなされたか」、それによって「誰が、どのように、どの程度困難や不利益を被っているか」、「問題が生じた背景にはどういった事情があるか」という面を重視する視点です。疾病性が同程度であっても、本人を取り巻く環境（人間関係等を含む）によって、事例性は大きく異なることになります。加藤は、精神保健（メンタルヘルス）を、「事例性を軽減させ、社会に適応できるようにするにはどうすればよいかということを、個人または集団のレベルで究明していく科学」であると述べています[1]（「事例性」を本人の言動が「以前（あるいは周囲）と比べ、どの程度偏倚しているか」の意味に限定して使用している例も見受けられますが、本来はもっと広い意味です）。

産業保健スタッフが中心となって行うメンタルヘルス対策も、疾病性ばかりに目を奪われるのではなく、事例性を適切に評価し、問題を収束させるにはどういった働きかけが必要かを検討することが求められます。

「メンタルヘルス不調」という表現があります。2006年に厚生労働省から示された「労働者の心の健康の保持増進のための指針」（メンタルヘルス指針）で定義された用語であり、「精神および行動の障害に分類される精神障害や自殺のみならず、ストレスや強い悩み、不安など、労働者の心身の健康、社会生活および生活の質に影響を与える可能性のある精神的および行動上の問題を幅広く含むもの」を言います。すなわち、精神疾患の有無あるいはその種類によらず、何らかの精神面の不調により、仕事や生活などに多少なりとも支障が生じている、または生じつつある状態（**図1**）であり、まさに事例性の視点に立ったものです。

職場復帰支援においても、この考え方を堅持していくことは重要です。職場復帰（復職）

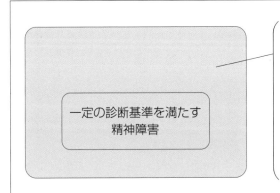

図1　メンタルヘルス不調の概念

する労働者だけでなく、受け入れ職場の動向（関係者のストレス状況を含む）、さらには後述する職場復帰支援システム、就業規則、人事制度がどのように機能するか、そこに何かしらの齟齬などが生じていないかといった点を確認していく必要があります。ある労働者の職場復帰を、その労働者個人の問題に留まらず、職場全体の出来事としてもとらえ、そこで発生するさまざまな問題を適切に評価し、それに対応していくことです。

２．職場復帰の影響要因

　職場復帰に影響を与える要因は、非常に多種多様です（表１、２）[2]。職場内の本人以外のものに限定すれば、良質な職場復帰支援を支える要素は、次の３つが特に重要でしょう（図２）。

表１　職場復帰の影響因子(1)（文献２より一部改変）

・当該労働者に関する因子	・職場環境に関する因子
－　仕事の満足	－　職場の職場復帰プログラムの確立
－　職場復帰への動機づけ	－　職場復帰支援を行う者の責任と権限
－　仕事に対する経済的な動機	－　職場復帰に協力的な風土
－　仕事に対する心理的な前向きさ	－　外部機関との交流（連携）
－　身体面の能力	－　職場復帰を促す障害の保障制度
－　精神面の能力	－　職場復帰支援に関与する者の知識と技術
－　応用力のきく技術の程度	－　事故防止と安全に関するプログラム
－　年齢および教育／訓練の経歴	－　人間工学的な取り組み
－　家族の支援	－　健康増進プログラム
－　障害の医学的改善レベル	－　早期介入とモニタリングの計画
	－　事例対応の手順の確立
	－　職場復帰時の仕事内容の調整
	－　試し勤務制度
	－　職場の人間関係

表２　職場復帰の影響因子(2)（文献２より一部改変）

・外部機関の利便性および質に関する因子	・法や規則に関する因子
－　医療および医療に関連した機関（臨床各科、コ・メディカルサービス）	－　職場復帰支援の活動およびプログラムを促進させる法規
－　相談機関	－　労災補償
－　障害に関する専門支援機関	－　保険会社の傷害保険によって提供される保障
－　職業リハビリテーション機関（キャリアコンサルタントを含む）	－　障害者の仕事や生活の立て直しに関連した公的サービスや効果的なプログラム
－　健康増進、外傷防止、安全管理機関	

　①取り組みに関わる専門職としての産業保健スタッフ（産業医、看護職など）の知識や技術
　②その活動を支える職場復帰支援のシステム
　③それが機能するための基盤となる、メンタルヘルスに関して理解のある職場風土
　このうち、前２者は次章以降で詳述するとして、ここではメンタルヘルスに関して理解

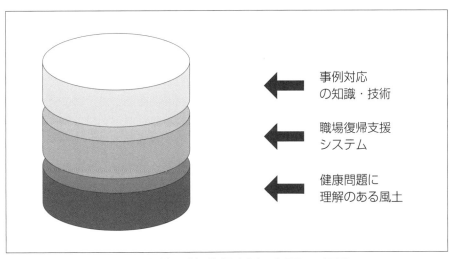

図2　良質な職場復帰支援に必要な3要素

のある職場風土について、少し触れておきます。

　メンタルヘルスに関して理解のある職場風土とは、まず精神的な健康や精神障害に関する基礎的な知識が事業場全体に浸透しており、不適切な考えや偏見がほとんどみられないことです。メンタルヘルス不調は誰にでも生じる可能性のあるものとして、他の健康障害と比べて、疎外、過度の配慮双方の意味での特別扱いがなされないことも重要でしょう。もっともわが国ではまだ、社会全体でそうした問題が払拭できているわけではないため、その一部である職場に対して理想的な状況を求めるのは無理な話かもしれませんが、日頃の地道な教育研修や情報提供を通じて、少しでも望ましいものに近づけることが大切です**（表3）**。いくら練りこんだ職場復帰支援の仕組みを構築しても、こうした職場風土が醸成されていないと、まさに砂上の楼閣になってしまいます。

　また、そうした教育研修や情報提供には、事業所で構築した職場復帰支援システムや職場復帰支援で求められる事項を盛り込んでおくことが勧められます[3]。

表3　日頃から広く事業場に啓発しておきたい事項の例

・メンタルヘルス不調（精神障害）は誰でも起こしうる頻度の高いものであること。
・メンタルヘルス不調の要因は、通常ひとつではなく、いくつかの事項が関係し合って生じること。
・メンタルヘルス不調の中には、回復に時間のかかるもの、長く障害（業務遂行能力の低下を含む）を残してしまうものがあること。
・メンタルヘルス不調の中には、一見性格や生活態度の問題であるかのように思われる言動を起こすものがあること。
・メンタルヘルス不調では、早期に専門家（精神科、心療内科）にかかったほうがよい結果を生む例が多いこと。
・メンタルヘルス不調による考え方、言動の変化の中には、自分より周囲の人のほうが気づきやすいものがあること。

3．職場復帰支援の意義

　事例性とともに、産業保健が重視しなければならないこととして、労働者の働くことができる可能性をできるだけ確保するという姿勢があります。身体疾患を含め健康障害を有する労働者に対して、病勢の悪化を防止するという目的、あるいは上司や同僚など周囲の労働者の安全を確保するといった狙いで、用心深い、すなわち強めの就業上の配慮（就業制限）を提言することは比較的容易ですが、逆にそうした面を確保しながら、どこまで制限を緩和できるかという検討を行うことこそ、産業保健スタッフの手腕が問われるところといえましょう。

　「ILO労働者の健康サーベイランスのための技術・倫理ガイドライン」は、労働者の就業適性について、**表4**に示した留意点をまとめています。産業保健スタッフは、職場復帰支援においても、これを肝に銘じることが望まれます[4]。

表4　「ILO労働者の健康サーベイランスのための技術・倫理ガイドライン」に示されている労働適性の考え方

- ・普遍的に適性がある状態や絶対的に適性がない状態は存在しない
- ・ある時点の特定の仕事への就業適性のみ判断できる
- ・健康障害による機能障害を過大に評価してはならない
- ・労働者の適応力と知性を過小に評価してはならない
- ・適性の基準を設定することは過剰な簡素化につながる

　そのためには、対象となる労働者の元の業務や仕事ぶり、復帰予定職場の状況、事業場の諸制度などを熟知する必要があります。

　働く（労働する）ことの目的として、中井は以下の8点をあげています[5]。

①金銭取得―これによる欲望の充足、安全感の増大をめざす

②「社会への安全通行証」が与えられ、安全保障感のもとになること

③自尊心の増大

④身体感覚的な「機能快」とでもいうべきもの

⑤「働くこと」に潜むコミュニカティブな価値

⑥「休息」を引き立たせ、深いものにすること

⑦人生のメリハリを与えること

⑧対人関係体験の一つの基盤となること

　これらは、主として統合失調症例を念頭において列挙されたものですが、他の精神障害を持つ労働者、さらには労働者全体にも当てはまるところが少なくないでしょう。労働者にとっての働くことの意味および労働観は、時代や社会情勢によってある程度変化していき[6]、同時代であっても年代によって差異がみられますが、こうした要素は、濃淡こそあれ、かなり普遍的なものではないかと思われます。仕事のストレスを単に必要悪の類いとしてとらえるのでは、あまりに皮相的と言わざるを得ません。

　また、健康問題、特に精神障害によって休業した労働者に対して適切な職場復帰支援を行い、円滑な職場復帰および職場再適応が実現すれば、当該労働者だけでなく、周囲の労働者に対しても、自らが不調に陥った際にも同様の支援が得られるという安心感を与え、職場の士気にも好影響を及ぼすことが期待できます。事業場にとっても、貴重な人材を失わずに済むという大きな益となるはずです。逆に、そうした取り組みが十分行われず、退職する者が後を絶たない状況になれば、労働者の組織への帰属意識は薄れ、職場のモラルの低下にもつながりかねません。

　「社員は企業にとっての何よりの財産」といった旨を標榜している企業は少なくありませんが、職場復帰支援の取り組み方は、その実態を知るひとつの指標とも言えましょう。

４．職場復帰支援の対象

　かつてメンタルヘルス不調を有する者の職場復帰（あるいは社会復帰）は、主に統合失調症、てんかんといった社会的な偏見が強く、発症前に比べ、業務遂行能力の低下や安全面への影響が大きな問題となる例で、多く議論されていました。昨今では、そうした例に加え、気分障害圏や適応障害の病像をもつ労働者が急増し、それらによる長期休業を経て職場復帰を試みる者も数多くの企業でみられています。

　後述する「心の健康問題により休業した労働者の職場復帰支援の手引き」改訂のための委員会による報告書では、メンタルヘルス不調例の職場復帰支援について異なる３タイプが提示されています[7]。

　①治療によって比較的短期に寛解したケースで、投薬と休養によって十分に回復してから職場復帰したことが、長い目で見ると再燃・再発の防止につながり、職場復帰を急いだ場合よりもかえってよい結果をもたらした。

　②難治性の（長期化する）疾患で、抑うつ症状が出たため休職したケースで、抑うつ症状が消失した段階で早めに職場復帰させ、職務の緩和や職場配転等の人事労務管理上の配慮をし、制限された職務を継続するようにした。

　③比較的、原因がはっきりしているケースで、職場環境等を改善するとともに、職務・職場を変更することによって、短期の休業によって問題が解決した。

　疾患を当てはめれば、①には従来型ともいわれる（メランコリー型などの）うつ病例、②には一部のうつ病および多くの統合失調症例（「抑うつ症状」を他の症状に置き換えることもできる）、③には適応障害・発達障害例などが、おおむね該当すると考えられるでしょう。

　こうした長期休業者の職場復帰支援にあたる産業保健スタッフや人事労務担当者は、活動の中で**表5**に示したようなさまざまな例に遭遇します。適切な治療とある程度定型的な職場復帰支援により、さほど業務遂行能力の低下や安全面の問題を遺さず再度の就労が可能となる例がある一方で、十分な配慮のもとで職場復帰しても再燃・再発をきたし再休業に至る労働者、周囲が期待したほどには職場再適応が進まない労働者も少なくないのが実態です。

　メンタルヘルス不調には再燃・再発がつきものであるかのような認識が、人事労務担当者をはじめとする職場関係者の間で持たれがちです。再休業に至る例が続くと、さらにそ

れが強まる可能性があります。そうなると、次の休業例に対する対応がおざなりになりかねません。産業保健スタッフは、それに同調することなく、適切な支援に尽力し、メンタルヘルス不調による休業者も、（全例ではないにせよ）円滑な職場復帰、再適応をなしえることを示したいものです。

表5　メンタルヘルス不調による休業者と職場復帰

①特段の配慮を必要とせず、順調に職場復帰および職場再適応を果たす。

②職場復帰の時期について適切な判断が行われ、比較的定型の就業面の配慮がなされることで、順調に職場復帰および職場再適応が実現する。

③職場復帰の時期について適切な判断が行われ、個別性の高い就業上の配慮、職務の調整などが行われることで、職場復帰および職場再適応が可能となる。

④職場でどのような配慮、対応がなされても、症状の再燃・再発を繰り返す、あるいは業務遂行能力が回復せず、職場再適応がうまくいかない。

５．職場復帰支援の基本的な考え方

(1)　「職場復帰支援の手引き」のポイント

　職場復帰支援は、個別性の高いものですが、その対応の過程については、各事業場で体系化、標準化されているべきです[8]。厚生労働省は2004年に、メンタルヘルス不調者の職場復帰支援について基本的な取り組み方をまとめた「心の健康問題により休業した労働者の職場復帰支援の手引き」（以下、「復職支援手引き」）を公表しました。2009年に示された改訂版では、その後に蓄積された知見をもとにいくつかの具体的な説明が追加されました。

　「復職支援手引き」は、労働安全衛生法と直接関連づけられているわけではありませんが、実務上重要な点や留意事項が多く記されており、メンタルヘルス不調例への対応の標準となるものと言えます。

　「復職支援手引き」の要点としては、以下の事項があげられます。

①システムを構築し、運用する

　一連の職場復帰支援活動について、その手順、使用する書面、関わる産業保健スタッフ等の役割分担などを決め、明文化することの重要性を強調しています。

　職場復帰支援のシステムは、大枠としては、精神障害だけを対象にするのではなく、すべての健康障害（傷病）に適用するものを構築すべきです。しかし、精神障害の場合、具体的な支援方法を検討する際に留意すべき特徴的な点（**表6**）があるのも事実です。したがって、システムの運用にあたっては、そうした点を踏まえて適切な対応を進めていく必要があります。

　なお、構築したシステムを日頃から職場に周知しておくことも重要です。

表6　職場復帰支援に関連した精神障害の特徴的な点

- ・長期休業例が多い。
- ・再燃・再発例が少なくない。
- ・本人が職場復帰を希望しても時期尚早である例が散見される（本人、家族の焦りなどによる）。
- ・業務遂行能力の回復について、見通しが立ちにくい例が多い。
- ・受け入れ側にとって、支援のあり方がわかりにくい。
- ・誤解や偏見がまだ存在する。
- ・職場復帰後のフォローアップも重要である。
- ・自殺のリスクが高いことがある。

②職場復帰支援を長期間のものととらえる

　職場復帰支援を、職場復帰前後の短期の活動としてではなく、休業開始から職場復帰後のフォローアップまでの取り組みとしてとらえ、全体を５つのステップに分けて、それぞれのステップにおける重要ポイント、留意点などを示しています。

③職場で行うべき判断、対応を怠らない

　主治医からの意見の内容を十分に吟味することなくそのまま実行するのではなく、それを尊重し、参考にしながらも、職場として本人の状態を改めて評価するとともに、受け入れ予定職場の状況なども確認して、職場復帰の可否の判断、就業上の配慮の決定を行う必要があることを明示しています。

④主治医等との連携を重視する

　当該労働者およびその職場に関する情報を主治医に伝え、職場復帰や就業上の配慮に関して、当該事業場の実情に合った現実的な助言を得ることを提案しています。職場からの的確な情報は、診断や治療に役立つことも多いものです。

⑤情報管理を適切に行う

　職場復帰支援においては、当該労働者の健康に関連した情報が事業場内外でやりとりされることになります。健康関連情報は、個人情報の中でも、特に機微なものであり、取り扱いにあたって、個人情報保護の規程類に準拠した配慮を求めています。

　ところで、「復職支援手引き」は、職場復帰の可否の判定以降の部分については「医学的に業務に復帰するのに問題がない程度に回復した労働者（すなわち軽減又は配慮された一定レベルの職務を遂行でき、かつ、想定される仕事をすることが治療上支障にならないと医学的に判断されるもの。）」で、「治療によって比較的短期に寛解する」例を想定して、作成されています。しかし、休業している労働者がこうした例に該当するかを職場復帰前に判断するのは、容易ではない場合があります。

　なお、国家公務員については、2005年人事院が「円滑な職場復帰及び再発防止のための受入方針」を各省各庁に示し、2010年には「試し出勤」の制度などを新たに盛り込んだ改定がなされました。

(2)　職場復帰の可否判定と就業面の配慮の計画

　一般に、傷病による休業期間は、傷病休職制度による解雇猶予期間に位置づけられま

す[9]。しかし、傷病の療養期間としてそれが回復すれば当然に職場復帰が予定されるものと位置づける考え方もあります[10]。各事業場において、休業および復職の取り扱いを労働協約、就業規則の類いで明確化しておくことが望まれます。

　職場復帰の可否判定および就業上の配慮に関する判断は、最終的には人事労務管理部署が行います。流れとしては、「本人による職場復帰希望の意思表明と主治医の意見→産業医による判断→人事労務管理部署による決定」という形になります（図3）。判定には医学的な評価が不可欠であることから、主治医および産業医の意見が十分に尊重されるべき仕組みとなっている必要があります。

　職場復帰の可否および職場復帰後の就業上の配慮の内容を決めるにあたっては、次のようないくつかの狙いが考えられます。

①病状の回復を促す（まだ完全に回復していない状況で、就労がそれを促進することを期待する）。
②病状の再燃・再発を抑止する。
③受け入れ職場の負担をできるだけ軽減する。
④職場側が本人とのトラブル（希望通りの就業が叶わない、病状に適さない過重負荷がかけられたなど）を回避する。

　これらのいずれを重視するかによって、判断内容が異なってくる例もあるでしょう。一般に、産業保健の立場からは、当該労働者が、周囲（受け入れ職場を含む）に過度の負担をかけずに、再燃・再発をできるだけ回避して、期待できる範囲において、順調に業務遂行能力を回復させ、職場に再適応できるのに適した時期、配慮の内容を模索するべきでしょう。

　メンタルヘルス不調者の回復過程を図4に示しました。適切な働きかけ（治療を含む）によって、従前とほぼ同程度の業務遂行能力が見込める例についてみたものです。当該労働者の回復が順調で、メンタルヘルス不調に陥る前とほぼ同等の業務遂行能力が回復されても、その時点では本人は再発の懸念を伴った職務遂行における不全感が払拭できず、今後のキャリアアップに関する前向きな姿勢、将来の展望などをまだ持てないことが多いものです。また、受け入れ職場の上司や同僚も、「特別扱い」まではしなくなったとしても、ある種の遠慮がちな面は残っている場合があります。こうした状態は、真の意味の職場復

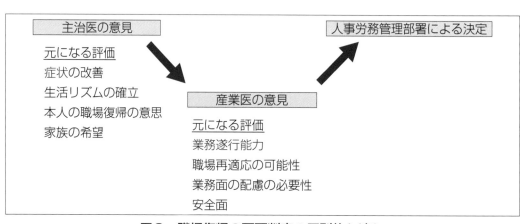

図3　職場復帰の可否判定の原則的な流れ

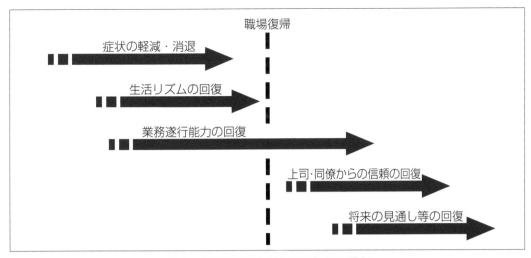

症状の軽減・消退

職場復帰

生活リズムの回復

業務遂行能力の回復

上司・同僚からの信頼の回復

将来の見通し等の回復

図4　職場復帰と職場再適応の過程

帰、職場再適応の達成としては、物足りないところがあります。産業保健スタッフは、この段階においてもフォローアップを継続していくことが望まれます。

(3)　周囲への支援

　職場復帰支援の対象は、職場復帰する労働者だけではありません。受け入れ職場の上司や同僚も、当該労働者に対する指示の出し方、接し方などがわからないなどの困惑や、当該労働者の職場再適応が順調に進まない場合に、自分たちの責任が問われるかもしれないという気がかりなどから、ストレスが高まる可能性があります。むろん、支援対象の中心は当該労働者ですが、産業保健スタッフは、受け入れ職場の上司や同僚に対してもフォローアップを行い、ストレスの軽減に向けての助言等を行うべきです。

　「復職支援手引き」には、「職場復帰する労働者への配慮や支援を行う管理監督者や同僚等に、過度の負担がかかることがないように配慮することが望ましい。また、管理監督者、同僚に対し、心の健康問題や、自殺の予防と対応に関する知識を含め、ラインケア、セルフケアを促進するための教育研修・情報提供を行うことが望ましい」と記されています。

(4)　主治医の意見と産業医の判断

　職場復帰の可否判定において、主治医の意見と職場の意見にずれがみられる例のあることが、一部の職場関係者を悩ませてきました。その大半は、本人が主治医の許可を携えて、職場復帰を希望してきたにもかかわらず、職場関係者が面接してみると、時期尚早のように感じられるパターンです。その理由の多くは、次の2つです[11]。

　①主治医の職場復帰の可否についての判断は、業務遂行能力を推察して行われるというより、病状の回復程度を重視してくださりがちであること。

　②本人あるいは家族が、休業が長期に及ぶことに対し、職場における本人の処遇、職場に及ぼす迷惑等に関する心配や不安を高めて、主治医に職場復帰可能という意見書の作成を懇願し、主治医もそれを拒絶できずに職場で十分な配慮がなされることを条件に、職場復帰可の判断を出してしまうこと。主治医が職場に関する情報を十分に得て

いないと、この事態がより生じやすくなる。

　背景はどのようであれ、主治医の意見と職場、特に産業医の判断が異なっていた場合、どちらを採用するかは、難しい問題です。一般的には、企業内の労働との関係での医学上の判断を行うのは産業医の役割であり[9]、過去の判例でも、産業医の判断結果に合理性がある限り、産業医の判断に依拠して職場復帰の可否が判断されてよいとされてます[12]。しかし、その理由は、産業医は当該労働者の職場環境の実態や具体的な業務内容を正確に把握できる立場にあるのに対して、主治医はそこまで行い得ないためです。見方を変えれば、職場復帰の可否判定に関わる産業医などの産業保健スタッフは、労働者の職場環境や業務の実態を正確に把握してその判断を行うことが、裁判所によっても期待されていることになります。

　「復職支援手引き」には、「現状では、主治医による診断書の内容は、病状の回復程度によって職場復帰の可能性を判断していることが多く、それはただちにその職場で求められる業務遂行能力まで回復しているか否かの判断とは限らないことにも留意すべきである。また、労働者や家族の希望が含まれている場合もある。そのため、主治医の判断と職場で必要とされる業務遂行能力の内容等について、産業医等が精査した上で採るべき対応について判断し、意見を述べることが重要となる」と述べられています。

(5)　精神障害例の特徴的な面

　労働者が期待される業務遂行能力を発揮できない場合、その理由は、職場環境要因、疾病要因、個人（本人）要因の3つに分けることが可能です（**表7**）[13]。しかし、メンタルヘルス不調の例では、疾病要因と個人要因の区別がつきにくかったり、職場環境要因と個人要因が互いに関連し合い、改善に向けての働きかけが困難であったりすることが多いと言えます。目の前の事例に対して、個人要因の影響だけによるものと決めつけ、職場環境の評価を怠ったり、逆に職場や仕事さえ変わればすべてがうまくいくと安易に判断したりしないように注意すべきでしょう。

　また、精神障害の場合、身体疾患などに比べ、「病状が改善したから職場（社会）復帰に挑める」という面だけでなく、「職場（社会）復帰がうまくいくことで更なる状態の改善がみられる」という面もある例が多いことも理解しておきたいものです[14]。

表7　労働者が期待される業務遂行能力を発揮できない理由（文献13より）

職場環境要因：
　物理化学的問題（騒音、振動、臭気など）、人間工学的問題、作業空間、座席の配置、人間関係、仕事量のバランス、役割の不明確、指示命令系、組織形態など

疾病要因：
　抑うつ気分、不安、緊張、集中力の低下、自責感の増大などの症状、再燃・再発に対する心配など

本人要因：
　性格傾向、コミュニケーション能力、生活習慣の乱れ、家庭内の問題など

⑹　**家族との連携**

　メンタルヘルス不調者の職場復帰支援においては、主治医に加えて、家族あるいは親族との連携も重要になります。第Ⅲ章で述べるように、本人の療養期間中に、地域医療などの活用できるサービスや事業場の休業および復職に関する制度、保障に関する情報を提供したり、話し合いの場を持って、職場と歩調を合わせて本人の病状回復、職場復帰に向けた支援をしていくことを提案したりすることは、家族に安心感を与え、当該労働者に対する職場復帰支援の一環としてよい効果を期待できます。

　しかし、家族への連絡には、慎重になるべき側面もあります[15]。職場復帰支援の場面に限らず、産業保健スタッフが労働者について知りうることはほんの一部です。ある労働者と個別面接を繰り返し、労働観、悩み、希望などを十分に聴き取ったつもりでいても、あるいは職場に頻繁に足を運んで、その内情を熟知していると感じていても、知り得ているのはその労働者のごく一面でしかないことを踏まえて、産業保健スタッフは慎重に家族との連携を進める必要があります。産業保健スタッフが、当該労働者と家族との間に、無神経に足を踏み入れ、両者の関係を悪くしてしまうようなことがあってはなりません。

6．その他

　メンタルヘルス不調の早期発見、早期対応も、多くの場合、円滑な職場復帰につながります。それは、軽症のうちに専門治療を受けることで、早期に病状の回復が期待でき、また、症状に起因した不適切な言動による職場の迷惑、混乱を少なくし、職場関係者に悪い印象を与えるのを抑えられるからです。この点は、躁うつ病（双極性障害）、適応障害などの一部の疾患で特に重要となります[16,17]。

〈文　　献〉
1）加藤正明（1986）：メンタルヘルス．創元社．
2）Shrey DE（2000）：Worksite disability management model for effective return-to-work planning. Occupational Medicine 15, 789-801.
3）川上憲人（2016）：復職者の再発予防のための管理監督者教育及び職場環境改善の手法の開発．労災疾病臨床研究事業 メンタルヘルス不調による休職者に対する科学的根拠に基づく新しい支援方策の開発（主任研究者：堤明純）平成27年度総括・分担研究報告書，pp89-102.
4）堀江正知（2006）：産業医による職場の健康管理の進め方．日本医事新報 4280, 43-45.
5）中井久夫（1982）：働く患者．吉松和哉編．分裂病の精神病理11，東京大学出版会．
6）清水正徳（1982）：働くことの意味．岩波書店．
7）中央労働災害防止協会（2009）：平成20年度 心の健康問題により休業した労働者の職場復帰支援のための方法等に関する検討委員会報告書．
8）大久保利晃（1997）：職場復帰判定の意義・原理．産業医科大学産業生態科学研究所編．労働衛生スタッフのための職場復帰の理論と実際．pp14-20，中央労働災害防止協会．
9）安西愈（1996）：復職の判断と産業医の注意．産業保健21 1（4），16-17.

10) 三柴丈典（2010）：職場復帰をめぐる法律上の諸問題〜法学者の立場から〜．心の健康 詳説 職場復帰支援の手引き．pp141-167, 中央労働災害防止協会.

11) 島悟（2005）：復職に関する精神科医調査．労働安全衛生総合研究事業 うつ病を中心としたこころの健康障害をもつ労働者の職場復帰および職場適応支援方策に関する研究（主任研究者：島悟）平成16年度分担報告書, pp15-34.

12) 髙木道久（2008）：心の健康問題により休職した労働者の職場復帰支援に関する法的考察―判例を題材に―．産業ストレス研究 15, 181-187.

13) 秋山剛（2010）：シーザーのものはシーザーに返せ．うつ病リワーク研究会編．誰にも書けなかった復職支援のすべて．ppi-iv, 日本リーダーズ協会.

14) 山田達治（2011）：社内の健康管理体制を立ち上げる．産業医科大学産業生態科学研究所精神保健学研究室編．チームで取り組む職場のメンタルヘルス．診断と治療社.

15) 柳川行雄（2010）：職場復帰支援の基本的な考え方．心の健康 詳説 職場復帰支援の手引き．pp2-35, 中央労働災害防止協会.

16) 広瀬徹也, 橋本光則（2006）：躁うつ病―うつ病との相違点を中心に．精神科臨床サービス 6, 82-85.

17) 亀山知道（2006）：適応障害患者の職場復帰．精神科臨床サービス 6, 96-101.

職場復帰支援の実態

１．メンタルヘルス不調者と休業者の増加

　数多くの大規模調査が、労働者あるいは就労年齢層において、メンタルヘルス不調が増加あるいは高止まりしていることを報告しています。

　厚生労働省の「患者調査」では、気分障害圏の患者が急増しており（**図５**）、特に男性においては、働き盛りの40〜50歳代で他の年代よりも高値となっています（**図６**）。

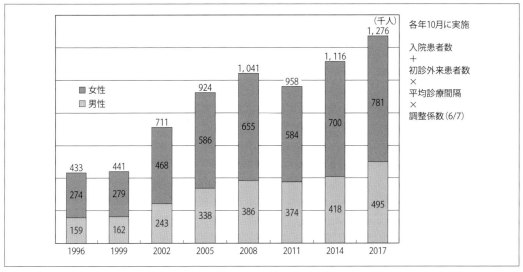

図５　気分障害（ICD-10：F30-39）総患者数の推移（厚生労働省「患者調査」より）

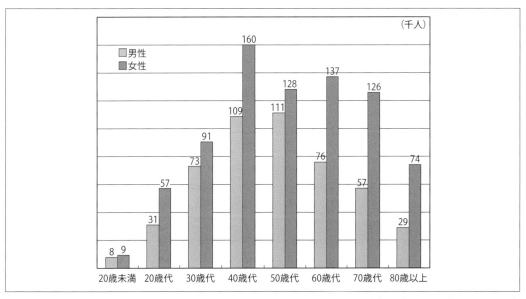

図６　気分障害（ICD-10：F30-39）年代別患者数の推移（厚生労働省「平成29年患者調査」より）

日本生産性本部では、上場企業を対象としてメンタルヘルスおよびその取り組みに関する調査を続けています[1]。その調査結果では、2010年頃まで「心の病」が増加傾向にある企業が高率であり、その後は横ばい傾向のところが多くなっています（有効回答率は実施年によって異なります）（図7）。大半の企業が高止まり状態にあると推測されます。

　厚生労働省「労働安全衛生調査」の2018年実施分の結果によると、過去1年間にメンタルヘルス上の理由により連続1か月以上休業、退職した労働者がそれぞれ6.7%、5.8%の事業場でみられ、300人以上の従業員規模になるとその割合が急増していました（図8）。

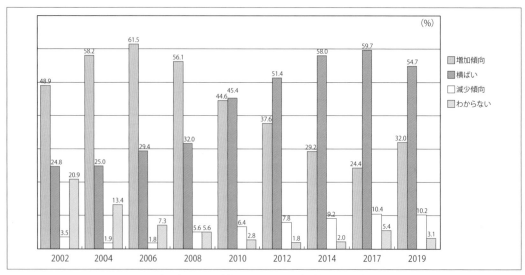

図7　最近3年間の「心の病」の増減傾向（文献1より）

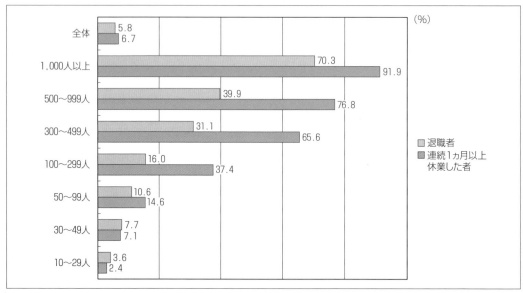

図8　過去1年間にメンタルヘルス不調により連続1か月以上休業、退職した労働者がいる事業所の割合（厚生労働省「平成30年度労働安全衛生調査」より）

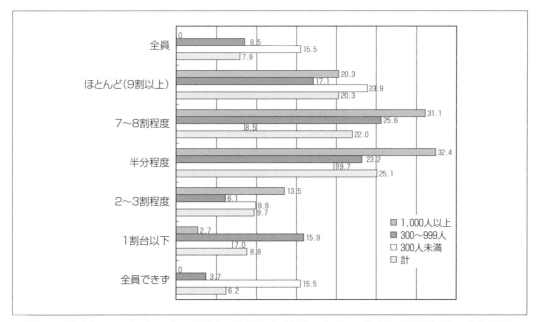

図9　過去にメンタルヘルス不調で休職した社員のうち、完全に職場復帰できた割合
（文献5より）

　メンタルヘルス不調による休業者率の増大は、国家公務員、地方公務員でも同様です[2]
[3]。地方公務員では、「精神および行動の障害」による休業者率（10万人率）は、1997年の
246.9が、10年度の2007年には1,028.9、2017年には1,409.3となっています。
　また、田中らの調査（2008）[4]では精神疾患による1回あたりの平均休業期間は5.8か月
でした。
　職場復帰については、少し古くなりますが、労務行政研究所の調査（2010）では、協力
の得られた252社において、過去にメンタルヘルス不調で休職した社員のうち、完全に職
場復帰できた割合は、「7～8割程度」が22.0%、「半分程度」が25.1%を占めました[5]（図
9）。

2．企業における職場復帰支援の現状

　2018年の厚生労働省「労働安全衛生調査」の結果によれば、何らかのメンタルヘルス対
策を実施している事業所は59.2%であり、そのうち22.5%が職場復帰支援に取り組んでい
ました（図10）。従業員規模別では、規模が小さい事業所では実施率が低い傾向がみられま
した（図11）。
　日本生産性本部は、2009年に上場企業2,237社を対象とした詳細な調査（回収は242社
（10.8%））を実施しています[1]。その結果は以下の通りでした。
　①「心の病」になった従業員が病気休職に入る前に病休として欠勤できる期間に定めの
　　あるのは69.0%、その平均日数は170.4日。
　②欠勤期間の後に休職期間があるのは83.1%で、平均は22.7か月。
　③休職期間の所得保障の標準報酬月額に対する割合は、期間の最高額の平均が61.8%。

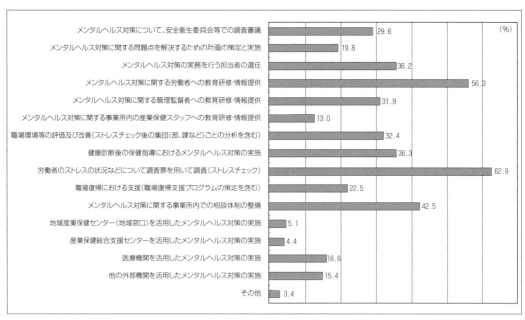

図10　企業が取り組んでいるメンタルヘルス対策（取り組んでいる事業所を100とした割合）（厚生労働省「平成30年度労働安全衛生調査」の結果より）

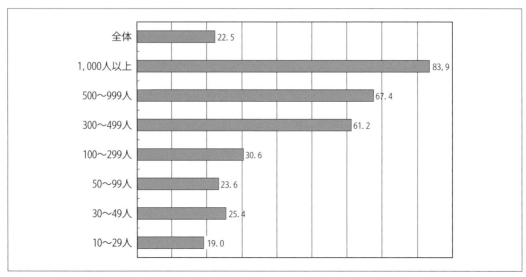

図11　メンタルヘルス対策としての「職場復帰支援」に取り組んでいる事業所：従業員規模別（メンタルヘルス対策に取り組んでいる事業所を100とした割合）（厚生労働省「平成30年度労働安全衛生調査」の結果より）

　　期間中の最低額の平均が48.7％。最高額と最低額の差がなく、期間中は一定の所得保障となっているのが64.3％。
④就業規則における休職・復職に関する規定の採用状況は、「傷病等で職務にたえないときは休職とする」70.7％、「同じ傷病で休職する場合、以前の休職期間と通算」57.4％、「同様の症状、疾病で休職する場合、異なる病名でも以前の休職期間と通算」15.3

％、休職に必要であると認められた場合、会社が指定する医師へ受診を指示できる」23.6％、「復職にあたって、会社が任意に指定する医師への受診を指示できる」43.0％。

⑤休職者との組織としての関わりで原則として常に行っているのは、「休職に際して診断書の提出を求めること」90.1％、「休職中の給与・休職できる期間について説明すること」78.1％、「休職開始後は、すぐに休職になった旨連絡すること」75.6％、「家族の理解と協力を求めること」12.8％、「定期的に面会を求めること」16.5％、「定期的に手紙・電話・メール等での報告を求めること」15.7％、「今後の復職プロセスについて説明すること」40.1％、「復職プロセスの希望を聴き、あり方を検討すること」34.3％。

⑥「心の病」に関する休職者の職場復帰に関して、明文化したルールを定めているのは23.1％で、従業員規模が大きくなるほど高率となる傾向あり。

⑦職場復帰の可否判定をする委員会を設置しているのは16.5％。

⑧「リハビリ出勤制度」（第Ⅳ章で詳述する「試し出勤」に該当するが、一部復職後の軽減勤務も含まれている）を導入しているのは47.1％。その際の必要要件となっているのは、「本人の了解」87.7％、「主治医による職場復帰可能の判断」89.5％、「産業医の支持または了解」78.9％、「職場の上司の了解」57.9％。期間について定められているのは33.6％。定められている企業の中での平均は2.8か月（ただし、この中には、復職後の軽減勤務例も含まれていることから、「試し出勤」の平均期間は、これよりも短いと推測できる）。その評価については、「まずまず順調に機能している」が52.6％。

⑨外部機関の「リワークプログラム」（第Ⅳ章を参照）を利用したことがあるのは36.0％。

⑩職場復帰の可否の決定に実質的に最も影響力を持っているのは、主治医の意見36.0％、産業医の意見34.3％。3,000人以上の企業では、産業医の割合（46.3％）が高かった。

⑪職場メンバーに復職者への対応方法（注意事項など）を必ず説明しているのは22.7％。

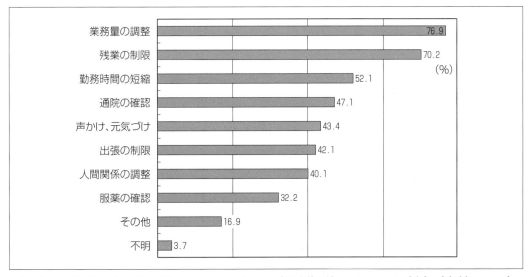

図12　復職者の職場復帰後のフォローとして各活動が行われている割合（文献１より）

⑫復職者の職場復帰後のフォローとして行われている活動は、「業務量の調整」76.9％を
　はじめ、**図12**に示す割合。

⑬復職者の職場復帰後の産業医との面談は、「一定期間にわたって行っている」31.8％、
　「本人の希望によって行うことができるようにしている」41.7％。

⑭実施している職場復帰のプロセスに「まだまだ問題が多い」のが49.2％。その具体的
　な内容は**図13**。

　なお、2010年の調査では、上場企業の49.6％で「休職者の職場復帰に向けた支援体制の
整備」が行われていました[1]。

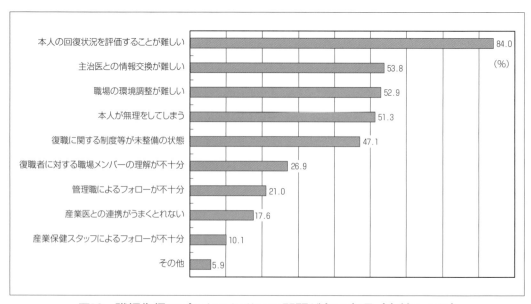

図13　職場復帰のプロセスにおいて問題が多い事項（文献1より）

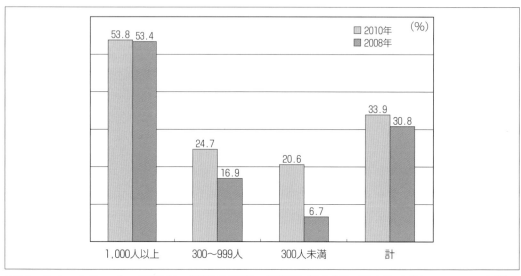

図14　「メンタルヘルス不調者の勤務や処遇、職場復帰支援に関する内規・マニュアル類の
　　　設定」を実施している企業の割合（文献5より）

前出の労務行政研究所の調査結果によれば、調査協力を得られた252社のうち、「メンタルヘルス不調者の勤務や処遇、職場復帰支援に関する内規・マニュアル類の設定」を実施している企業は33.9％で、従業員規模が大きいほど高率でしたが、２年前の同調査結果と比較すると、中小規模事業場で実施している割合の増大が顕著でした[5]（図14）。

３．最近の調査結果

障害者職業総合センターは、2019年に上場企業3,740社を対象に、メンタルヘルス不調者の休職および職場復帰に関する調査を実施し、465社（12.4％）から回答を得ています[6]。457社（98.3％）が適用可能な休職制度等を有していました。

休職制度等を有していた企業の間では、休職可能な最長期間は「１年６か月超～２年まで」21.9％、「１年超～１年６か月まで」21.2％、「６か月超～１年まで」18.8％の順に多くなっていました。同一疾患による複数回の休職等に関しては、59.1％が職場復帰後の出勤期間が一定期間以内であれば通算され、24.1％が職場復帰後の出勤期間にかかわらずすべて通算されていました。職場復帰から経過措置（就業上の配慮）を得て通常勤務に戻るまでの期間については、29.3％で３か月以内、19.9％で半年以内、16.2％で１か月以内が最も多いとの回答でした（無回答8.3％）。

また、457社のうち、過去３年間でメンタルヘルス不調により連続１か月以上の療養を必要とする社員がいなかった58社を除く399社の97.2％が何らかの復職判断要件をもっていました。過去３年間の休職者等の復職率は、７～８割（24.1％）、９割以上（22.6％）、４～６割（22.6％）の順に多い結果でした。事業場外資源の利用状況については、19.7％で地域障害者職業センター、19.5％で医療機関の職場復帰支援（リワークプログラム）が利用されていました。

４．事業場外資源の動向

これも少し古い資料になりますが、島は、精神科臨床医に対して、労働者（患者）の職場復帰支援についての対応に関する調査（対象464名）を実施しています[7]。その主な結果を以下に列挙します。
①診断書に記載する病名は、「なるべく状態像を記載するようにする（抑うつ状態など）」が31.5％を占め、「実際の病名を正確に反映させる（そのまま記載する）」は21.2％。
②職場復帰（就業）可能の診断書を発行する際の判断の根拠は、「非常に重視する」、「かなり重視する」を合わせると、病状の回復程度、気力の回復程度、生活リズムの回復程度、体力の回復程度の順に高率であり、「本人の希望」も７割程度。「家族の希望」、「経済的理由」は３割程度で、病状以外の要因も相当程度反映されていることがうかがわれる。なお、その場合の病状の回復程度は、80％が約半数を占めた。
③職場復帰の可否判断時に「非常に重視する」症状は、「希死念慮」（78.2％）が最多で、次いで「抑うつ気分」、「精神運動抑制」、「睡眠」、「自責感」の順。
④就業能力の評価については、「日常生活における活動を評価することにより間接的に評価可能である」が26.3％（図15）。

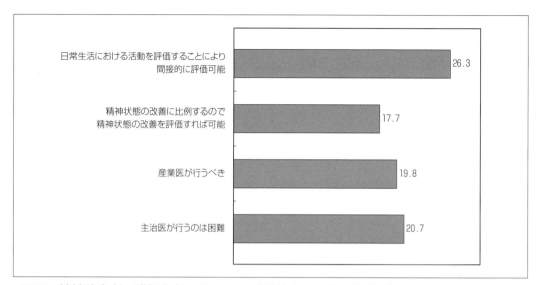

図15　精神障害者の職場復帰に際しての就業能力の評価（精神科医調査）（文献6より）

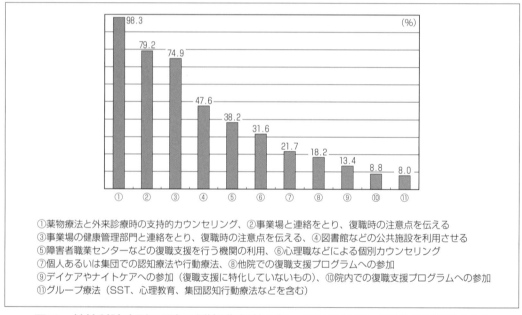

①薬物療法と外来診療時の支持的カウンセリング、②事業場と連絡をとり、復職時の注意点を伝える
③事業場の健康管理部門と連絡をとり、復職時の注意点を伝える、④図書館などの公共施設を利用させる
⑤障害者職業センターなどの復職支援を行う機関の利用、⑥心理職などによる個別カウンセリング
⑦個人あるいは集団での認知療法や行動療法、⑧他院での復職支援プログラムへの参加
⑨デイケアやナイトケアへの参加（復職支援に特化していないもの）、⑩院内での復職支援プログラムへの参加
⑪グループ療法（SST、心理教育、集団認知行動療法などを含む）

図16　精神科診療所の医師が職場復帰前に行っている治療・支援（文献8より）

⑤職場復帰後に通常想定される軽減業務の期間は、「3か月程度」が最も高率で、次いで「1か月程度」、「2か月程度」の順。

⑥会社関係者が面会を求めてきた場合には、98％が「会う」とした。

⑦職場からの情報を診療に生かしているのは82.7％。

　五十嵐らは、精神科診療所の医師を対象として、うつ病・うつ状態の休職者への職場復帰支援に関する調査（対象者1,512名、回収率23.7％）を実施し、以下の結果を得ています[8]。

①各施設での気分障害・不安障害圏の患者数に対する休職者数の平均値などから、全国で20万人前後の休職者がいると推計できる。

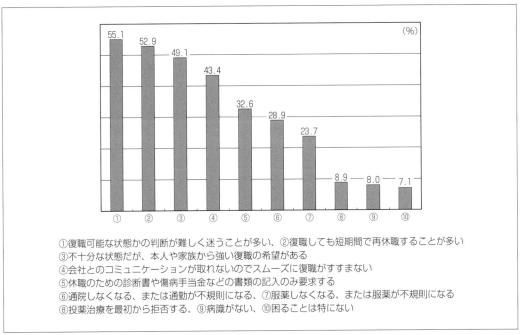

①復職可能な状態かの判断が難しく迷うことが多い、②復職しても短期間で再休職することが多い
③不十分な状態だが、本人や家族から強い復職の希望がある
④会社とのコミュニケーションが取れないのでスムーズに復職がすすまない
⑤休業のための診断書や傷病手当金などの書類の記入のみ要求する
⑥通院しなくなる、または通勤が不規則になる、⑦服薬しなくなる、または服薬が不規則になる
⑧投薬治療を最初から拒否する、⑨病識がない、⑩困ることは特にない

図17　精神科診療所の医師がうつ病休職者の復職時・復職後で困ったこと（文献8より）

②職場復帰前に行っている治療・支援としては、「薬物治療と外来診療時の支持的カウンセリング」98.3%、「事業場（直属上司、所属長、人事・労務担当者など）と連絡をとり、復職時の注意点を伝える」79.2%、事業場の健康管理部門（産業医、産業保健師・看護師、衛生管理者など）と連絡をとり、復職時の注意点を伝える」74.9%が多かった（図16）。

③復職時や復職後で困ることとしては、「復職可能な状態かの判断が難しく迷うことが多い」55.1%、「復職しても短期間で再休職することが多い」52.9%、「不十分な回復状態だが、本人や家族から強い復職の希望がある」49.1%、「会社とのコミュニケーションが取れないので復職がすすまない」43.4%の順に多かった（図17）。

5．海外の研究動向

　わが国では、事業場内における職場復帰支援に関する活動報告は多いのですが、明確な研究デザインを組んで、その有効性を検証した報告はまだ少ない状況です。

　オランダでは、2000年に「産業医向け職場復帰支援ガイドライン」が作成され、その効果評価を無作為化比較試験により行った研究結果も報告されています[9]。このガイドラインは、対象をストレスに起因するメンタルヘルス不調とし、気分障害や不安障害といった精神障害を除外している点、早期職場復帰に向けた積極的介入を目的としている点および職務能力の回復・向上に焦点を当てている点に大きな特徴があります。研究結果からは、プログラムの提供者が職場や職務内容に精通した産業医や労働の専門家であること、職場復帰に向けての自己効力感を高めるのが早期の職場復帰につながるための重要な要素であることが示唆されています。

また、英国では、主治医が休職者の仕事への適合性を評価し、職場での支援の必要性を助言する「フィットノート（fit note）」システムが開発されています[10]。どのような条件が揃えば職場復帰できるかに焦点を当てた診断書の類です。

　職場復帰に関するガイドラインは、オーストラリア、アメリカ、カナダなどでも策定されています[11]。

参考文献

１）公益財団法人日本生産性本部：働く人のメンタルヘルスに関する調査研究・提言. https://www.jpc-net.jp/research/mental-health/（2021年１月１日閲覧）

２）人事院職員福祉局職員福祉課（2019）：平成29年度 健康安全管理年報.

３）地方公務員安全衛生推進協会：地方公務員健康状況等の現況（平成30年度）の概要. https://www.jalsha.or.jp/tyosa/result（2021年１月１日閲覧）

４）田中克俊，鎌田直樹他（2008）：職場復帰支援に関する職域のニーズ調査研究. こころの健康科学研究事業 リワークプログラムを中心とするうつ病の早期発見から職場復帰に至る包括的治療に関する研究（主任研究者：秋山剛）総括・分担研究報告書, pp99-118.

５）一般財団法人労務行政研究所：企業におけるメンタルヘルスの実態と対策. https://www.rosei.or.jp/research/28630.pdf（2021年１月１日閲覧）

６）独立行政法人高齢・障害・求職者雇用支援機構 障害者職業総合センター（2021）：職場復帰支援の実態等に関する調査研究.

７）島悟（2005）：復職に関する精神科医調査. 労働安全衛生総合研究事業 うつ病を中心としたこころの健康障害をもつ労働者の職場復帰および職場適応支援方策に関する研究（主任研究者：島悟）平成16年度分担報告書, pp15-34.

８）五十嵐良雄，大木洋子他（2009）：「精神科診療所におけるうつ病・うつ状態により休職されている方への復職支援」に関する実態調査. 日精診ジャーナル 183，104-112.

９）島津明人（2009）：科学的根拠に基づく職場復帰の支援：オランダの復職支援システム. 産業ストレス研究 16，245-249.

10）堤明純（2016）：日本型職場復帰診断書（fit note）システムの試行. 労災疾病臨床研究事業 メンタルヘルス不調による休職者に対する科学的根拠に基づく新しい支援方策の開発（主任研究者：堤明純）平成27年度統括・分担研究報告書, pp14-31.

11）田中克俊（2021）：復職支援制度の国際比較および生活モニタリングデータを用いた就労可否判断の可能性に関する研究. 労災疾病臨床研究事業 仕事を原因とした精神疾患の発症により労災認定を受けた長期療養者に対する治療と並行して行う効果的な社会復帰支援に関する研究（研究代表者：桂川修一）令和元年度・２年度総合研究報告書, pp411-473.

III 職場復帰支援の実際

1.「復職支援手引き」と支援の枠組み

　どのくらいの期間休業した労働者を職場復帰支援システムによる支援の対象とするかについては、特に標準があるわけではありませんが、1か月以上を目安としているところが多いようです。ただ、診断書の提出による休業前に年次有給休暇などを使った場合、1か月にその期間も含めるのか、疾病休業期間のみをカウントするのかなどの細部は、企業によってばらつきがみられます。また疾病休業の際、まず年次有給休暇を使いその後休業の申請をするように誘導しているところもあれば、職場復帰後の通院日を考慮し、ある程度年次有給休暇を残す形で休業申請をするように勧めているところもあります。

　職場復帰の中核部分、すなわち職場復帰の可否判定前後の支援の大筋をまとめると、「本人の職場復帰希望→（同時に）主治医からの職場復帰を可とする意見書の提出→職場における職場復帰可否および可とした場合の就業上の配慮の検討→（左と前後して）本人を交えての話し合い→職場復帰判定の最終決定」となります。職場復帰判定の最終決定は事業者、通常は人事労務管理部署が行い、産業医はそれに対して専門的な立場から助言をします。最終決定まで産業医に任されている事業場も見受けられますが、この手続きは、本来人事労務管理部署が責任を持って行うべきです。

　各事業場では、以上の流れについて、具体的な手順とそれぞれの関係者（産業医、看護職、上司、人事労務管理スタッフなど）がどのような役割をもって関与するかをあらかじめ決めておく必要があります（図18）。

　職場復帰に際して、労働者、職場、主治医間で無用なトラブルを発生させないために、就業規則に明記しておくことが勧められる事項[1]を表8に示しました。

　職場復帰の判定に関しては、主治医の意見に無検討のまま従うのではなく、充分に尊重しながらも、職場関係者の間で慎重な審議を行うことが求められます。職場復帰の可否判

```
本人から職場復帰希望の表明
    ↓
産業医が主治医の意見書を入手
    ↓「職場復帰の手続きを進められる段階」と判断
職場の受け入れ状況を上司に確認（人事労務担当者が同席）
産業医から上司、人事担当部署に大まかな見通し（職場復帰が近い可能性）を伝える
    ↓
産業医が本人と面接
    上司に伝える事項を確認
    ↓
産業医が、上記の結果を踏まえ、上司と面接　（本人は看護職と面接）
    4者で話し合う事項を確認　　　　　　　　　　　↑
    ↓　　　　　　　　　　　今後、本人の支援を継続していく導入として
4者面接（本人、産業医、上司、人事労務担当者）
```

図18　職場復帰の可否判定（産業医面接）の手順例

表8 職場復帰に関して就業規則に明記しておくことが勧められる事項（文献1より一部改変）

- 会社（事業者）が長期休職の命令を出す場合があること
- 長期休業期間の上限と適用対象者
- 長期休業期間中の給与
- 傷病のため長期休業を希望する労働者に対して、医師の診断書を要請すること。また、場合によっては会社が指定する医師の面接（診断）を受けることを命じること。
- 労務の提供が可能であると会社が認めるのが、職場復帰要件のひとつであること。（「労務の提供が可能」とは、どのような状態をさすのかも記す。）
- 職場復帰後、欠勤または再休職に至った場合の休職期間の取り扱い（クーリング期間（本文参照）の考え方）
- 長期休職期間の退職金等の算定にあたっての勤続年数への算入の仕方
- 長期休職期間の満了時に職場復帰できない場合の扱い（必要と認めた場合に休職期間の延長を認めることがあることなども含める。）
- 職場復帰後の短縮勤務の詳細（別途定める旨でも可）

断には、症状がどの程度改善、消退しているかだけではなく、どの程度の職務遂行が見込めるかの評価が必要です。主治医は、通常診察室の中で、本人および家族からの情報だけを手がかりに意見を述べざるを得ません。したがって、業務遂行可能性に関してまで細かい評価を求めるのは、職場に関する詳細な情報を提供しない限り、過度の要求と言えます（第Ⅱ章を参照）。

　主治医には、症状の改善あるいは消退、生活リズムの改善度および本人の労働への意欲の面からの判断を求め、職場ではその意見を踏まえた上で、本人および職場からの情報を集約して、業務遂行能力の回復の推定、職場再適応の見通しに関する判断を行います。

　以下、「復職支援手引き」の5つのステップ（図19）に分けて、支援活動の具体的な進め方を示します。

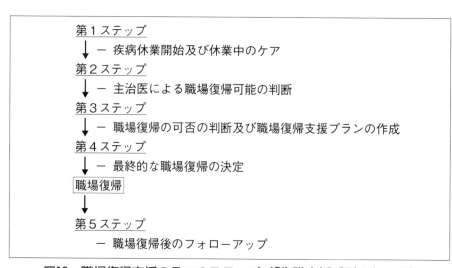

第1ステップ
↓ ― 疾病休業開始及び休業中のケア
第2ステップ
↓ ― 主治医による職場復帰可能の判断
第3ステップ
↓ ― 職場復帰の可否の判断及び職場復帰支援プランの作成
第4ステップ
↓ ― 最終的な職場復帰の決定
職場復帰
↓
第5ステップ
　 ― 職場復帰後のフォローアップ

図19 職場復帰支援の5つのステップ（「復職支援手引き」より）

２．第１ステップ

　本人が休業申請のための診断書を提出してから、状態が改善して、職場復帰の意思表示をしてくるまでが該当します。

　この期間は、多くの例で次の３つの時期に分けることも可能です[2]。

　①職場離脱期：職場から心身ともに離れ、休息を取り、生活リズムの安定を図る時期

　②心身安定期：安定した生活の中に日課を取り入れると同時に、内面の整理を進める時期

　③復職準備期：自主的に職場復帰に向けたトレーニングを行いながら、職場復帰に向けた環境調整などを職場や家庭の関係者と進める時期

　職場離脱期に、一部の労働者はアイデンティティの喪失と症状が相まって自責感に苦しみます。その後、休業を受け入れることで、初めて本来の意味での休養をとることができるようになります。しかし、将来に対する不安が強かったり、職場に対する怒りや被害感情を持っていたり、あるいは家族関係がよくなかったりする例では、この受け入れが困難となることがあります[3]。

　産業保健スタッフを含む職場関係者は、本人が無用な心配や不安をできるだけ抱かぬよう、また家族や親族が安心して本人の支援ができるよう、働きかけを行います。国や地方自治体の公的支援制度等（**表９**）についても、状況に応じて職場から本人や家族に情報提供するとよいでしょう[4]。ただし、産業保健スタッフが家族と接触を図る際には、**表10**に示した点に留意すべきです。

表９　本人・家族に情報提供されるとよい公的支援制度等
　　　（文献４より）

・高額療養費制度
・自立支援医療（精神通院）制度
・市町村の精神保健事業
・精神障害者保健福祉手帳制度
・障害年金制度

　この時期の職場から本人への連絡については、病状が思わしくない状況では、かえって本人の負担感が増す恐れがあることから、否定的な意見もあります。職場からの連絡がそのような悪影響をもたらさないように、主治医や家族の意見を確認しながら、よいタイミングを見極めるべきです。

　また、同僚や他部署の仕事仲間から電子メールなどが矢継ぎ早に本人のもとに届き、気持ちが休まらないという例も多くなっています。本人の個人情報保護の問題もあるため、職場関係者にメールの送信を控えるように広く呼びかけをすることは難しいものです。しかし、本人が着信への対応でストレスを高めているという情報を得た際には、本人の了解の下で、それを断行したほうがよいでしょう。

　なお、独身寮や会社の借り上げマンションなどに入っていた労働者が、休業中もそこで

表10　家族との連携にあたっての留意点（文献４より一部改変）

・職場関係者と接することが、家族にとって大きな負担、ストレスとなる場合があること（職場関係者に知られたくないことがある場合などを含む）。
・本人と家族との関係に悪影響を及ぼす恐れがあること（特に、関係がうまくいっていない場合など）。
・連携の仕方によっては、かえって家族から本人への対応に不適切な点が増す恐れもあること。
・本人のメンタルヘルス不調の主因について、職場関係者（あるいは主治医）と異なった考えを持っている可能性があること（例えば、上司の不適切な指導、過重な労働負荷）。
・家族からの情報が（第三者からみた場合）必ずしも正しい、あるいは偏っていないとは限らないこと。
・個人情報保護の点からみると、代理関係など特別な事情がない限り、家族も第三者であるという側面があること。

生活を続けたいと望む場合があります。理由は、親族に心配をかけたくない、家族との折り合いが悪いなど多様ですが、家族や親族に本人の病状を知ってもらい、職場（会社）ができることと、親族に負ってもらう必要のある事項を明確にする意味でも、両親あるいは親族のもとでの療養を原則としたほうがよいでしょう。寮の場合は周囲の入居労働者との関係が問題になることがありますし、借り上げマンションの場合は、職場関係者の目が届きにくく、不測の事態が生じたときには、大きなトラブルとなる恐れもあります。

　産業保健スタッフと主治医との連携も、この時期から開始します。

　本人が主治医の職場復帰許可を携えて、職場復帰を希望してきたにもかかわらず、職場関係者が面接してみると、時期尚早のように感じられる例がみられます。その原因としては、本人あるいは家族が、休業が長期に及ぶことに対して、職場における本人の処遇、職場に及ぼす迷惑等に関する心配や不安を強め、主治医に職場復帰可能という意見書の作成を懇願することや、主治医が職場の諸事情についての情報をあまり有していないことがあげられます。

　こうした事態を防ぐには、この第１ステップの早期に、本人・家族には、職場の休業や職場復帰に関する制度、取り決め事項（休業中の補償や休業可能期間を含む）および職場復帰を認めるための要件を伝えること、主治医にはそれらに加え、従前の本人の職務内容、仕事ぶり、職場環境などを伝えておくことが肝要です（後述）。主治医との連携は、主治医に情報の提供を要請するという一方向性のものになりがちですが、職場からも情報を提供し、双方向性の形にするべきです。

　職場復帰を認めるための要件については、同一事業場内でも職位や職種によって多少異なるものにせざるを得ないのが実情でしょうが、不公平感の生じないような配慮が望まれます。元と同レベルの業務遂行能力を求めるのは、制度上は設定が可能であると考えられますが、一般には上限を８割程度の回復とするのが妥当でしょう（**表11**）。

　第３ステップで行われる職場復帰に関する評価を円滑に行うために、症状が軽快し、生

表11 職場復帰を認める要件の例

・定時に出退勤が安全にできる。

・まる1日落ち着いて机の前に坐っていられる。

・周囲からの声かけにスムーズに返答できる。

・自分から周囲に相談などができる。

・電話応対に不安がない。

・1時間程度の会議に出席できる。

・取引先に同伴して、補助作業ができる。

日付／時間	行　為	感　想
5月15日		
8時	起床	7時間熟睡できた
8時30分	朝食	食欲普通
9時	部屋の掃除	少し汗ばむ
10時	図書館へ	2時間半、かなり集中して読書 ○○を読了
13時	帰宅 昼食	食欲普通
13時30分	昼寝	45分、目覚め良好

図20 活動記録表の例

活リズムが安定してきたら、1日の活動記録（**図20**）をつけさせるように促すのもよいでしょう。活動記録には、起床時刻、就寝時刻、食事、入浴といった生活の基本事項に加えて、日中の活動内容（例えば、買い物のための外出、図書館での読書、自宅でのインターネットによる自主学習）と、それぞれの活動についての簡単な感想を記入するように勧めます。睡眠については、リズムや熟睡感など詳しい記述が望まれます。そのためのフォーマットは職場で用意しましょう。これによって、当該労働者の生活リズムの回復状況が確認できますし、業務遂行能力の一部が推測できることもあります。また、労働者の職場復帰に向けての動機づけを強化することにもつながります。活動記録と同時に、活動量の経時変化を測定できる小型のレコーダを装着してもらうなど、客観的なデータを得る試みを行っている企業もあります。

　職場関係者が何かの事情で休業中の労働者と接し、その言動から職場復帰が可能であると判断しても、主治医がまだ休業を続けるべきであるとの意見であった場合には、原則としてその意見を尊重することになります。

3．第2ステップ

　病状の回復が順調に進むと、本人から職場復帰の意思表示があります。ここからが、狭義の職場復帰支援と言えましょう。本人の職場復帰への意思表示と主治医の承諾があって初めて、上司、産業保健スタッフ、人事労務管理部署などによる職場復帰の可否に関する具体的な検討が開始されることになります。

　まれに、休業が長く続くため、産業保健スタッフや上司など職場関係者の方から本人あるいは家族に対して職場復帰を強いるような働きかけが行われることがありますが、あまり勧められません。「休日に元気そうな姿を見かけた」、「家族で旅行に出かけたらしい」といった情報に基づいたものであっても、症状がまだ安定していないかもしれず、また第三者にはうかがい知ることの困難な事情がある可能性もあるからです。また、職場復帰がうまくいかなかった場合に、責任を問われる恐れも生じます。

　主治医の職場復帰に関する意見書には、病状の経過と回復の程度に加え、望ましい就業上の配慮、職場で特に留意すべき点、本人、家族と職場復帰について話し合った事柄など（第3ステップを参照してください）を記述してもらいます。そのために、職場で主治医に記入を求める様式（情報提供依頼書）を用意するとよいでしょう（**表12**）。

表12　主治医への情報提供依頼書に記す事業場の健康管理に関する情報例

・情報提供の宛先氏名とその立場（職種）　例）産業医
・事業場内産業保健スタッフの陣容
・主治医から提供された情報の管理方法および管理責任者
・主治医から提供された情報が共有される範囲（職種）
・主治医から提供された情報がどのように活用されるかの概要
・事業場の個人情報保護に関する仕組み、規定の要点

※これらは第一ステップの段階で伝えておいてもよい

　産業医が選任されている事業場では、主治医の意見書は産業医（および看護職）だけが確認し、上司や人事労務管理部署には、その情報を一部加工して伝えることが可能となります。上司や人事労務管理部署に必要な情報は、病状の再燃・再発の可能性、職場で注意すべき事項、業務遂行能力の回復に関するものが中心であり、病名や治療の経過については必ずしも伝える必要がありません（**図21**）。

　第一ステップで、主治医との情報交換を行っても、職場復帰に際して主治医あるいは本人の求める就業上の配慮が、職場にとっては受け入れられるレベルではないこともあります。その際には、産業保健スタッフは本人を介して改めて主治医と連絡を図り、その旨の理解を求めなければなりません。本人や主治医から職場に対して実現が困難な要求（例えば、特殊な職場への配転、これまでなかったような職務を本人のために作るなど）があった場合、職場にどこまでの配慮が求められるかは、いわゆる企業体力などによっても異なると考えられます。ある事業場において配慮すべき範囲が、必ずしも他の職場にも当てはまるわけではありません。

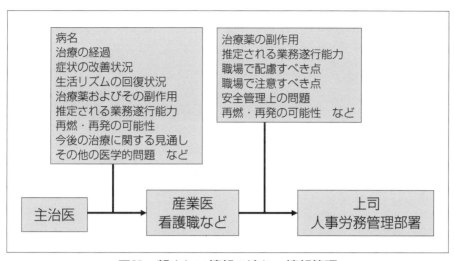

図21　望ましい情報の流れ・情報管理

　まれに、職場側が一定の配慮を行う準備をしているにもかかわらず、本人および主治医がそこまでの配慮は不要であると主張する例もありますが、その背景にいかなる事情があるのかを話し合いの中で明らかにし、最終的な判断を行うべきです。

4．第3ステップ

　このステップは、職場復帰支援の中心となるところです。職場復帰の可否判定と職場復帰プランの策定に分けることができます。

⑴　職場復帰の可否判定

　産業医は、主治医からの意見書の内容を確認した上で、当該労働者本人と面接します。また、本人との面接に先がけて、復帰予定職場が決まっていれば、その状況を調査し、受け入れ可能となっているかどうかを確認します。職場復帰の可否判定のために最低限必要な事項を**表13**に示しました。

　産業医は、主治医および職場、場合によっては家族からの情報を整理した上で、本人との面接に臨みます。面接では、できるだけ先入観にとらわれず、質問をして話を聴くようにします。主治医の意見書に、症状の軽減や生活リズムの回復のことが書かれていれば、それを一つひとつ確認していきます。また、そのような細かい記載がない場合でも、今回の休業では、どのようなこと（症状など）が仕事に強く影響し、現在どの程度回復してきているかを具体的に質問していく必要があります。漠然とした聴き方では、自発的には語られないことも多いからです。流れの中で、休業前、休業中および現時点での希死念慮についても確認しておきたいものです。いずれの時期かではっきりした希死念慮あるいは自殺未遂のあったことが判明した際の対応については、第Ⅳ章で取り上げます。

　なお、他の場面でも同様ですが、本人がありのままを語るには、日頃の産業医との関係が重要になります。一般に産業保健スタッフによる面接において、その内容に影響を与える主要な因子をまとめました（**表14**）[5]。産業医の出務頻度があまり高くなく、常勤かあ

表13　職場復帰の可否判定にあたって産業保健スタッフが最低限必要な情報

・本人に関する事項	・職場に関する情報
－不調前の業務遂行状況	－上司・同僚の職場復帰に関する考え
－休業に至った経緯	－上司・同僚の病状に対する理解
－主治医の意見	－元の業務内容（負荷）
－症状等の改善度	－現時点での繁忙状況
－生活リズムの回復度	－元の職場環境（人間関係を含む）
－日中の過ごし方	－業務上の配慮に関する可能性
－薬剤の副作用	－指示命令系の現状
－発症、増悪の要因（特に仕事関連）	－職場環境改善の実施状況
（可能な範囲で）	（必要な場合）
－本人の職場復帰・職場への思い	
－肉親（配偶者）の職場復帰・職場への思い	
－再燃・再発に関する脆弱性	
（可能な範囲で）	

表14　産業保健スタッフによる面接において労働者の語る内容に影響を与える主な因子

・産業保健職の組織における位置づけ	・過去の面接でどのようなことがもたらされてきたか
－他部署からの独立性	－労働者側からの希望が尊重されてきたか
－人事労務管理部署などとの関係	－多くの労働者から納得したような声が聞かれてきたか
・日頃の産業保健スタッフとの接点の多さ	・面接担当者の態度，面接能力
－産業保健スタッフがどのくらい身近な存在と感じられているか	－労働者の思い，本音をどの程度聞きだすことができるか
・面接の枠組みに関する事前の説明	・面接の場所・時間などに関する配慮
－面接内容（情報）がどのように保護されるか	
－面接内容（情報）がどの範囲で共有されるか	

るいはそれに近い看護職がいる事業所では、当該看護職に同席してもらうのもよいでしょう。

　この一連の過程では、秋山らが開発した「職場復帰準備性評価シート」[6]も有用でしょう。

　また、職場復帰が難航する原因として、自らの気分の波を理解できない、疲労や負担感に対する気づきが乏しい、対人接触の能力に習熟しない、集中力・作業能力が乏しいなどが報告されています[7]。一部の例では、他の症状に比べ、認知機能の回復が遅れることも指摘されており、その影響も考えられます。かかる点も確認したいところです。

　うつ病では、遺伝素因のない者でも、再発を繰り返すほどその次の再発をきたしやすくなることが報告されています（図22）[8]。また、うつ病に限らず、欠勤や休業を繰り返していると、周囲からの安定した勤務に対する信頼感がなくなっていきます。したがって、初回の職場復帰での慎重な支援が望まれます。しかし一方で、初回の職場復帰においては、本人や家族はできるだけ早期の職場復帰を望みがちであることも事実です。実際には、本人や家族の希望が強く、主治医からもはっきりした要請があった場合には、職場関係者からみると若干時期が早いように思えても、職場復帰を試みる方向で調整せざるを得ないこともあるでしょう。しかし、そうした例でも、職場復帰がうまくいかなかったならば、そ

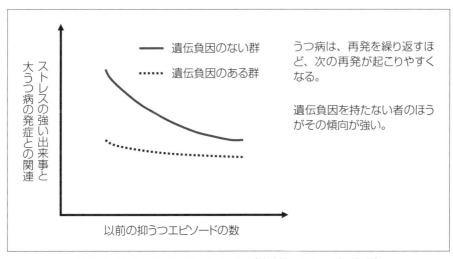

図22　うつ病の再発しやすさ（文献8より一部改変）

グラフ内の記号説明：
― 遺伝負因のない群
‥‥ 遺伝負因のある群

縦軸：ストレスの強い出来事と大うつ病の発症との関連
横軸：以前の抑うつエピソードの数

うつ病は、再発を繰り返すほど、次の再発が起こりやすくなる。

遺伝負因を持たない者のほうがその傾向が強い。

の次は慎重に進めるように、話し合っておくべきです。

　精神疾患による休業者の職場復帰先は、元の職場にすることが原則です。その理由としては、慣れた職場環境で慣れた職務に就くのが、本人にとってストレスが小さいと考えられること、受け入れ職場にとっても、職場復帰および職場再適応がうまく進めば、職場のせいでメンタルヘルス不調が生じたという見られ方を回避できることなどがあげられます。本人が元の職場に何かしら苦手意識のようなものをもっていたとしても、具体的に何が問題なのかをよく話し合い、できる作業から再開して徐々に仕事を増やしていくことが検討されてよいでしょう。それを克服できれば、その後の本人の自己効力感を高めることにつながるからです。その苦手意識が認知の歪みから生じている場合には、それを修正することが病状の再発防止につながるという面もあります。また、別の職場に異動することを慣例のようにすると、それが本人への配慮を意図したものであっても、職場では休業すると元の職場には戻れない（あるいは、元の仕事はさせてもらえない）といった受け取り方が広まり、メンタルヘルス不調者は冷遇されるという誤解を与える恐れもあるでしょう。

　一方で、以下のような例では、配置転換をした上で職場復帰をしたほうがうまくいく可能性が高いと言えます。

　①元の職場の人間関係やその職場にいる限り避けては通れない業務が発症の主因であると考えられる例

　②後遺障害等のために、元と同等までの業務遂行能力の回復が到底望めず、元の職場では中長期的な軽減勤務が承認されない例

(2)　就業上の配慮

　就業上の配慮を適切に行うことは、当該労働者の職場再適応に極めて重要です。就業上の配慮を決めるにあたって検討すべき事項を**表15**にまとめました[9]。**表16、17**に筆者らが産業保健スタッフを対象として行ったうつ病の職場再適応例に関する調査の結果[10]を示しました。また、職場復帰の当初多くの職場で行われている主な就業上の配慮を**表18**に示しました。

表15　就業上の配慮を決めるにあたって検討する事項
（文献９より一部改変）

（検討事項）	（一般的な配慮のポイント）
・仕事の進め方	スロー
・仕事の難易度	低め
・時間密度	うすめ
・時間の締め切り	遅め
・仕事の数（配置）	並列少なく
・指示出し	定期的・定量的・同じところから
・新規作業	少なめ
・抽象的内容	少なめもしくはなし
・上司への報告	定期的・定量的
・管理職業務	少なめ
・他との関連	少なめ
・本人の言い分	部分的採用・十分に検討
・他との分担	少なめ
・プレゼンテーション	少なめ
・対人交渉・電話	少なめ
・有事の場面での対処	少なめ（できるだけ避ける）
・場所移動	少なめ

表16　うつ病の順調な職場再適応例からみた影響因子
（好影響を与えたと考えられる因子）

- ・適切な就業上の配慮がなされた。
- ・十分に病状が回復していた。
- ・残業時間の制限がなされた。
- ・職場異動がなされた。
- ・本人の仕事に関する考え方・姿勢が変わった。
- ・主治医から適切な情報が得られた。
- ・職場内の人間関係の調整がなされた。
- ・家族の十分な協力が得られた。

※上から順に「重要であった」という回答率の高い項目

　就業上の配慮を決定するにあたって特に重要な点は、その目的を明確にすることです。
　例えば、うつ病への対応として、「叱咤激励をしないこと」、「頑張らせないこと」が金科玉条のように強調されることがあります。確かに病状の悪化あるいは不安定な時期には重要ですが、職場復帰を検討する時期にそれ一辺倒の対応をするのは、必ずしも適切とは言えません[11]。むしろ、多少の頑張りもきかないようであれば、職場復帰はまだ時期尚早だ

表17　うつ病の難航している職場再適応例からみた影響因子
（悪影響を及ぼしたと考えられる因子）

- ・本人の仕事に関する考え方・姿勢が変わらなかった。
- ・病状が十分に回復していなかった。
- ・病状が軽症ではなかった。
- ・家族の十分な協力が得られなかった。
- ・職場内の人間関係の調整がなされなかった。
- ・主治医から適切な情報が得られなかった。
- ・適切な就業面の配慮がなされなかった。

※上から順に「重要であった」という回答率の高い項目

表18　業務上の配慮の例

- ・短時間勤務
- ・軽作業や定型業務への従事
- ・残業・深夜業務の禁止
- ・出張制限
- ・交代勤務制限
- ・特定の業務の制限
- ・フレックスタイム制度の制限または適用
- ・通院のための休みの保障
- ・転勤についての配慮

と考えたほうがよいのです。職場復帰後の注意としての「頑張らせないこと」は、当該労働者がもともとの性格傾向として周囲に気を遣い、自らに対して厳しい側面が強いために、職場復帰後当初のプラン以上に無理をして仕事をこなそうとすることに対して、それが招く疲労の蓄積を回避するために、自制を促すという意味です。「頑張れないのに、頑張れと言われると、ますます本人を苦しませる」という病状の不安定期における意味とは異なります。

　短縮勤務については、うつ病にみられる症状の日内変動（朝症状が重く、午後改善傾向となる）に配慮するのではなく、長期休業後は疲労しやすいため、その蓄積が病状の再燃・再発につながるのを回避することを目的とすべきです。したがって、半日勤務の形態は、午前を回避して午後勤務にする必要はなく、休業当初乱れていた生活リズムが回復してきているのを後押しする意味で、定時出勤で午後早めに退社する形をとったほうがよい場合も多いでしょう。

　フレックスタイム制の利用についても、同様の考え方ができます。職場復帰当初は定時出勤とし、本人がフレックスタイムを希望した場合にも、それを無検討のまま認めるのではなく、開始時期について、主治医も含めた関係者での話し合いを持ちたいものです。一般に、フレックスタイムへの移行は、業務遂行能力が職場復帰プランで設定した回復レベ

表19　就業上の配慮に伴う労働者のストレス変化とその理由

ストレスが増大
（理由）
・就業上の配慮のため、やりたい仕事ができない
・　　〃　　　　　　上司や同僚に引け目を感じる
・　　〃　　　　　　収入が減少している
・　　〃　　　　　　将来が心配
・　　〃　　　　　　家族が心配がしている　　など
ストレスが軽減
（理由）
・就業上の配慮がないと、同僚や上司に迷惑をかける
・　　〃　　　　　　家族が心配する
・　　〃　　　　　　生命や健康が脅かされる
・　　〃　　　　　　仕事についていけないと思う
・　　〃　　　　　　通院が難しくなる　　など

ルに到達し、さらに勤務状況が十分に安定したと考えられる時点にするのが無難でしょう。

「復職支援手引き」にも、「短時間勤務を採用する場合には、適切な生活リズムが整っていることが望ましいという観点からは、始業時間を遅らせるのではなく終業時間を早める方が望ましい。また、同僚に比べて過度に業務を軽減されることは逆にストレスを高めること等もあるので、負荷業務量等についての調整が必要である。ケースによっては、職場復帰の当初から、フレックスタイム制度など特段の措置はとらず、本来の勤務時間で就労するようにさせたりする方が、良い結果をもたらすこともある」という記載があります。

就業上の配慮は、別の見方をすれば就業制限でもあります。職場で決められた就業上の配慮によって、仕事を進める上でストレスが軽減される労働者もいれば、逆に仕事のやりがいを奪われたように感じたり、周囲に引け目を覚えたりして、ストレスが高まる労働者もいます（表19）[12]。産業保健スタッフは、後述する第5ステップも含め、本人との面接や周囲からの聴き取りなどを通じて、当該労働者の就業上の配慮に伴うストレスにも注意したいものです。

就業上の配慮は、事業者の安全配慮義務履行の観点からも重要です[13]。安全面からみた就業上の配慮は、特に就業制限の意味合いが強いと言えます。残存している症状のみならず、向精神薬が作業能力に及ぼす影響についても、慎重に検討されなければなりません。

通常、抗うつ薬をはじめとする向精神薬は、状態が改善した後も症状の再燃・再発の防止のために服薬を継続する必要があり、したがって職場復帰後当面は服薬を続けながらの就労となります。眠気などの安全面に影響を及ぼす副作用は、薬剤によって強さが異なります。例えば、三環系抗うつ薬やベンゾジアゼピン系抗不安薬は、運転作業に影響を与えますが、SSRIはほとんどその心配がないという報告[14]や、抗不安薬の中でも種類によって影響が異なり、ベンゾジアゼピン系のジアゼパムはアザピロン系のタンドスピロンよりも急ブレーキ操作と関わる運転技能を障害するという報告[15]があります。しかし、それらの大半で、副作用情報の欄には、服用時に車両の運転などをしないようにとの注意書きが

記されています。職場が郊外に所在し、公共交通機関の利用が困難であるなどの理由から、通勤手段が自家用車に限定されている場合、これに従うとすると、抗うつ薬や抗不安薬の服用者は長期にわたり職場復帰が叶わないことになってしまいます。家族に運転を任せられたり、同じ職場に通勤する近隣の人の車に同乗させてもらえればよいのですが、それができない例ではどうするのかを検討しておく必要もあるでしょう。自覚的に運転に支障がないという報告を受けた上で車通勤を認めることにする（それがよいということではありません）としても、主治医の意見を得ることは不可欠ですし、できるだけ客観的な方法で安全面の確認をしておきたいものです。

(3) 職場復帰後の当該労働者の業務指示と評価

　就業上の配慮だけでなく、当該労働者に対して誰がどのように業務指示を出し、その職場再適応状況を評価していくかも決めておく必要があります。これが不十分では、就業上の配慮を解除していくことが適切に行えない、当該労働者の不調の再燃を早期に把握できないなどの問題が生じます。通常は直属の上司がその任にあたることになりますが、出張などで不在がちであるような場合には、代理を立てることも検討すべきです。

　職場復帰支援プランにおいて決められる当該労働者の業務内容は、ある程度大雑把なものにならざるを得ません。職場復帰後の日々の業務は、その大枠の中で具体的な指示が出されることになります。この指示は、特に職場復帰当初はできるだけ詳しくしたほうがよいでしょう。「1週間くらいで、○○のうち、可能な範囲」といった言い方で終わらせてしまわないようにすべきです。

　職場復帰当初の業務内容は、締め切りが差し迫ったものにしないのが定石とされています。確かに期限の厳しい仕事は、裁量権が自ずと小さくなり、一般的に高ストレスを招きやすいと言えます。しかし、逆に期限がまったく設定されない仕事では、本人の業務遂行能力の評価を行うことが困難ですし、疎外感も与えやすいものです。そうした指示は、出すにしても短期にすべきでしょう。

　評価に関しても、与えられた業務指示の内容一つひとつについて、できたことできなかったこと、できたことの完成度などを本人と確認し合って進めることを、この段階で合意しておきましょう。

5．第4ステップ

　第3ステップの結果をもとに、職場復帰の日時、就業上の配慮の内容を確定します。最終決定は、前述したように人事労務管理部門が行います。必ず書面にし、本人に内容を確認させ署名を得るとよいでしょう。その現物あるいは写しを上司、産業保健スタッフに回覧するようにします。主治医に対しても速やかにその内容を通知しましょう。主治医の意見と異なる判断になった部分があれば、決定の経緯について簡単な説明を添えるべきです。

　このタイミングで、当該労働者への対応の要点について、改めて産業保健スタッフから上司に伝える場を設けるのもよいでしょう。

　職場復帰後の就業上の配慮のために業務量や役割が休業前と異なることに合わせて、給与や賞与の一部が減額されるという制度を導入している企業があります。このことに対し

て、「復職支援手引き」では、「職場復帰に当たり人事労務管理上の配慮を行う上で処遇の変更を行う場合は、処遇の変更及び変更後の処遇の内容について、あらかじめ就業規則に定める等ルール化しておくとともに、実際の変更は、合理的な範囲とすること、また、本人にその必要性について十分な説明を行うことがトラブルの防止につながる」と注意を促しています。

6. 第5ステップ

　職場復帰支援は、この段階が首尾よく行われて完了したことになります。職場復帰後のフォローアップの目的は、当該労働者が病状の再燃・再発をきたさずに、あるいはそれがみとめられても、早期の適切な対応により職務遂行能力を順調に高め、職場再適応を果たすのを支援するところにあります。

　第Ⅰ章で述べたように、真の意味で職場再適応を果たすとは、就業制限が解除されるとか、目の前の職務を無難にこなすといったことだけではなく、上司や同僚に（いわゆるお客様扱いではなく）まったく気兼ねなく仕事内外の交流ができると感じさせ、自らはある程度将来の見通しが立てられるような状態になることであると考えられます。もっとも、後遺障害を残すような例では、そこにまで至ることはできないかもしれませんが、その場合でも、状態が安定して、周囲が安心して（軽作業であっても）仕事を任せられるところを目指したいものです。

　産業保健スタッフは、第5ステップの終了後も、健康診断などの機会に職場適応の持続状況を確認していくようにします。

⑴　具体的なフォローの進め方

　職場復帰時に作成した職場復帰プランが順調に進んでいるかどうかを確認し、それが困難となっていれば、原因や問題点を明らかにして、再度プランを見直す作業が中心となります。

　前項で示したように、精神疾患の中には、再発を繰り返すほど次の再発が生じやすくなる病態があること、欠勤を重ねるほど、たとえそれが健康障害によるものであると了解されていたとしても、当該労働者の業務遂行に対する職場の信頼は損なわれていくことなどから、できるだけきめ細やかな支援が望まれます。

　この場合の支援は、実施する職種から3つに分けることができます。

①上司（同僚）の支援

　職場復帰支援プランに沿って、職務に関する指示を出し、その成果を評価します。多くの中間管理職はプレイングマネージャー化して多様な職務を抱え、部下管理に充分な時間を割く余裕がない状況にあることが指摘されますが、この過程を丁寧に行うことは非常に重要です。上司には、その旨をよく理解してもらっておく必要があります。

　「メンタルヘルス指針」において明記されている「業務を一時的なプロジェクト体制で実施する等、通常のラインによるケアが困難な業務形態にある場合には、実務において指揮命令系統の上位にいる者等によりケアが行われる体制を整えるなど、ラインによるケアと同等のケアが確実に実施されるようにする」という考え方は、職場復帰支援にお

いても当てはまります。

　当該労働者が職場復帰後、当初決めたプランよりも、もっと仕事の負荷を上げてもらいたいと要請してくることがあります。職場再適応が順調に進んでいる証左と受け取れますが、実際には本人の焦りが背景にある例、あるいは病状の不安定さに起因している例もみられることに注意が必要です。その際には産業保健スタッフを含めて話し合いの場を持ち、慎重に対応を進めるべきであることも、随時確認しておきましょう。就業上の配慮は、当該労働者を職場内で「特別扱い」することではありません[16]。一定の軽減された業務をどの程度遂行できるか評価する意味も有していると考えるべきです。当該労働者には、あらかじめそのことを理解してもらい、先に先にと進むことばかりを意識するのではなく、与えられた業務を落ち着いて確実にこなすことがよい評価につながるという認識を持ってもらうことが大切です。

②産業保健スタッフ（産業医、看護職）の支援

　当該労働者の病状の再燃・再発の有無を確認します。また、労働者のストレス状況、職場復帰プランが順調に進んでいるかどうかを評価します。随時、主治医と連携し、必要に応じてプランの軌道修正や見直しを提言する役割も担います。さらに、当該労働者のみならず、本人を受け入れている職場の関係者、特に上司と接する場を持って、彼らのストレス状況を確認し、労いやストレス軽減に向けた助言を行うことも非常に重要です。

③人事労務管理スタッフの支援

　産業保健スタッフと同様に、人事労務管理部門からも、本人、上司への支援を継続します。職場復帰プランの策定に引き続き関与し、必要によっては、人事関連の就業規則類の適用に関する説明の実施や適正配置のための人事異動の検討も行います。

　特に、当該労働者が不調に陥り休業に至った明らかな要因が職場に見つからない（上司や同僚のせいではない）場合には、上司や同僚の支援活動を、当該部署の成績に加味するなどの報酬面の配慮が考慮されてよいでしょう。

⑵　使用できるツール

　職場復帰後のフォローアップに活用できるツールとして、「職場再適応支援チェックリスト」（**表20**）[17] があります。

表20-1　職場再適応支援チェックリスト（全職種共通）（文献17より）

		本人	上司
職場復帰時点	〔生活面の確認〕		
	就寝・起床・食事のリズムが一定している	○	
	夜よく睡眠がとれる	○	
	自宅でゆったりくつろぐことができる	○	
	1日あるいは数日間の中で、気分の変動をあまり感じない	○	
	起床時、前日の疲労をほとんど残していない	○	
	自分で従来どおりの身だしなみを整えられる	○	
	家庭内の役割（家事・育児など）を果たせている	○	
	通院・服薬が確実である	○	
	1日の外出が可能である	○	
	好きなことが楽しめる	○	
	〔仕事に関する事項（見通しを含む）〕		
	安全に通勤できる	○	
	出社時・退社時の挨拶ができる	○	○
	仕事中、自分で気分転換ができる	○	○
	復職・職場再適応に対して前向きの気持ちである	○	○
	休業に至った経緯について、整理して話ができる	○	○
	復職後の自己管理について具体的な話ができる	○	○
	上司からの指示・命令の内容が理解できる	○	○
	周囲からの声かけに受け答えができる	○	○
	困ったときに上司等に相談できる	○	
	会議にオブザーバーとしてなら出席できる	○	
	簡単な電話応対と伝言ができる	○	
	簡単な書類の作成・メールのやりとりができる	○	
	無理をしない（焦らない）自制心を持てる	○	
復職1か月後	通勤の負担感が以前と同様である	○	
	職場の中でおだやかに過ごせる	○	○
	安定した勤務ができる	○	○
	一般的な書類を記述できる	○	○
	上司・同僚とのコミュニケーションが普通にとれる	○	○
	会議に出席し、その内容が理解できる	○	○
	周囲の仕事の状況が理解できる	○	○
	小さなトラブル時にも冷静でいられる	○	○
	現在の自分ができること・できないことを判断できる	○	○
	同僚の仕事ぶりを観察する余裕が持てる	○	
	その時点でできないことを断ることができる	○	
	自宅でリフレッシュができる	○	
復職3か月後	会議で、求められたら、意見を述べられる	○	○
	電話対応がほぼ普通にできる	○	○
	自分から周囲に話しかけることができる	○	○
	同僚との会話を楽しめる（※）	△	△
	アフター・ファイブの会にも多少顔を出せる（※）	△	△
復職6か月後	会議で、積極的に意見を述べられる	○	○
	周囲のことにも目を配れる	○	○
	トラブルに対して臨機応変に対応できる	○	○
	復職後の経過を適切に振り返ることができる	○	○

※はオプション項目

表20-2　職場再適応支援チェックリスト（技術職）（文献17より）

		本人	上司
職場復帰時点	〔仕事に関する事項（見通しを含む）〕		
	仕様書などを読み、理解できる	○	
	パソコン操作などの仕事に数時間は集中できる	○	
	仕事の進捗に対する焦りを覚えない	○	○
復職1か月後	上司・同僚の補助的な業務ができる	○	○
	不明点などを適切に相談できる	○	○
	与えられた仕事に関して時間管理ができる	○	○
	休み明けでも、午前中に仕事のリズムを戻せる	○	
	メールの読み込みと返信を速やかにできる	○	
	以前と同様の仕事をするイメージが持てる	○	
復職3か月後	仕事の手順や優先度を自分で整理できる	○	○
	ひとり作業ができる	○	○
	月単位の仕事の計画を立てることができる	○	○
	対外的な業務にもある程度携われる	○	○
	自らの作業報告が要領よくできる	○	○
	まとまった文書の作成ができる	○	○
	専門書に目を通すことが苦痛でない	○	
	自分のペースで仕事ができる	○	
	多少の残業が苦にならない	○	
復職6か月後	新規の仕事に取り組むことができる	○	○
	外部の講習会や勉強会に参加することができる	○	○
	新人への助言ができる	○	○
	顧客との交渉ができる	○	○
	与えられた業務に対し、工夫・改善を図れる	○	○
	外部の会議に参加することができる	○	○

表20-3　職場再適応支援チェックリスト（営業職）（文献17より）

		本人	上司
職場復帰時点	〔仕事に関する事項（見通しを含む）〕		
	上司・同僚に同行することに極度の緊張はない	○	○
	業務関連の書類にざっと目を通せる	○	
	業務関連の書類をまとめる作業に着手できる	○	○
復職1か月後	部署内のコミュニケーションがとれる	○	○
	社外からの電話をとることができる	○	○
	部署内のスケジュール、業務の流れが把握できる	○	○
	単独での交渉等のイメージができる	○	
	メールの読み込みと返信を速やかにできる	○	
復職3か月後	社内で他部署とのやりとりができる	○	○
	電話で社外の人とやりとりができる	○	○
	上司・同僚と社外に出向き、仕事ができる	○	○
	突発的な事柄（軽いトラブル）に対応できる	○	○
	社内研修に参加し、修得できる	○	○
	まとまった文書の作成ができる	○	○
	社外の仕事での気疲れが気にならない	○	
	多少の残業が苦にならない	○	
復職6か月後	単独で社外に出向き、仕事ができる	○	○
	仕事の効率が以前とさほど遜色なくなる	○	○
	上司・同僚と情報交換ができる	○	○
	部署全体の方向性を意識して仕事ができる	○	○

表20－4　職場再適応支援チェックリスト（製造職）（文献17より）

		本人	上司
職場復帰時点	〔仕事に関する事項（見通しを含む）〕		
	安全な行動がとれる	○	○
	補助作業ができる	○	○
	現場の打ち合わせに参加できる	○	○
復職1か月後	現場の打ち合わせに気後れなく参加できる	○	
	1日の作業を体力・気力とも余裕を持って終われる	○	
	ラインの流れが理解できる	○	○
	仕事の勘がほぼ戻ってきている	○	○
	外部業者とのやりとりができる	○	○
復職3か月後	元のライン作業につける	○	○
	現場の打ち合わせに参加し、意見が述べられる	○	○
	ひとり作業ができる	○	○
	多少の残業が苦にならない	○	○
復職6か月後	新人に助言ができる	○	○
	作業改善に取り組める	○	○
	複数の作業をこなすことができる	○	○
	小集団活動で、リーダー、進行役などを果たせる	○	○

表20－5　職場再適応支援チェックリスト（管理職）（文献17より）

		本人	上司
職場復帰時点	〔仕事に関する事項（見通しを含む）〕		
	パソコン操作などの仕事に数時間は集中できる	○	
	復職後の自分の作業をイメージできる	○	○
復職1か月後	管理職の会議に落ち着いて出席できる	○	○
	部下の作業の進捗状況が把握できる	○	○
	部下からの相談に落ち着いて対応できる	○	○
	メールの読み込みと返信を速やかにできる	○	○
	以前と同様の仕事をするイメージが持てる	○	○
復職3か月後	複数で社外の人と会食（接待）できる	○	○
	日帰りの社内出張ができる	○	○
	積極的に部下に対して声かけをできる	○	○
	部下の作業の進捗状況が把握できる	○	○
	他部署との業務の調整に対応できる	○	○
	まとまった文書の作成ができる	○	○
	3か月先の自分のイメージを描ける	○	○
復職6か月後	部下に的確な指示を与えることができる	○	○
	煩雑な仕事の調整ができる	○	○
	他部署との調整が積極的にできる	○	○
	ひとりで社外の人と会食（接待）できる	○	○
	宿泊を伴う出張ができる	○	○

ア．構成と使用法

　本チェックリストは、職場復帰時および職場復帰後に、当該労働者、上司、産業保健スタッフが、その時点の本人の状況（主として業務遂行能力の回復度）を確認して、その後の就業上の配慮、本人が注意すべき事項、従事する仕事の内容などを話し合う際の

参考資料として活用されることを意図しています。労働者（本人）向け項目と管理監督者（上司）向け項目からなっており、大半の項目は双方に含まれています。

　事前に本人および上司に配布し、話し合いの席に記入済みの用紙を持ち寄って、両者の一致している点を確認するとともに、ずれがある（例えば、本人はできているのに、上司は不十分であると判断している）点について、産業保健スタッフの立会いのもとに問題点を率直に話し合うという使用法を標準としています。

　「全職種共通」項目と「職種別」項目をあわせて使用します（例えば、営業職であれば、「全職種共通」と「営業職」の項目を同時に実施する）。それぞれの事業場で、独自の項目を追加したり、不要な項目を削除したりすることも可能です。特殊な職種について、新たにチェックリストを作成してもよいでしょう。

イ．使用にあたっての留意点

　本チェックリストの使用は、当該労働者と上司、産業保健スタッフの間に良好な信頼関係が築けていることを前提にしています。それが不足していると、話し合いは当該労働者を追いつめるような場となりかねません。また、本チェックリストには職場復帰後の期間（復職時、復職後1か月、3か月、6か月）が記されていますが、あくまで目安であって、それぞれの時点で該当項目が達成されているべきであるということではありません。達成時期は、疾患、職場復帰時の状態（どのくらいの回復レベルで職場復帰するか）、治療薬の副作用、職場環境などによって異なってきます。したがって、本チェックリストを職場復帰後の業務に関する成績表の類として用いるのは誤りであり、厳禁です。

　また、メンタルヘルス不調者の職場で生じた問題点を取り上げ、本人、上司、産業保健スタッフ間で解決に向けて話し合うためのツールも開発されています（**表21**）[18]。その後のフォローアップに活用できるでしょう。その場合にも、十分な信頼関係がなければなりません。

　事業場外メンタルヘルスサービス機関でも、職場復帰に向けた支援プログラムを実施しているところがあり、その取り組みの成果として、**表22**に示した再発予防に役立つ工夫がまとめられています[19]。これも、話し合いの際の材料として活用できるでしょう。

(3)　外部機関との連携

　精神疾患の場合、症状が軽減した後も、再燃・再発の防止のため、薬物療法を中心とした治療が長期にわたって行われることが多いものです。1年以上であることも少なくありません。産業保健スタッフは、当該労働者の職場復帰後も、主治医との連携を続け、治療状況を確認するとともに、職場における当該労働者の働きぶり、対人関係など、職場再適応状況を報告します。自殺未遂の既往がある例では、特に重要です。

　第Ⅳ章で詳述するリワークプログラムを行っている機関の中には、職場復帰後も土曜日等に参加できるプログラムを開設しているところがあるので、活用を促すのもよいでしょう。

表21-1　職場での困りごと情報整理シート（従業員用）（文献18より）

職場での困りごと情報整理シート【従業員用】	（記載日　　年　　月　　日）		
	A	B	C
＊質問項目は職場用との共通項目が**15項目**、従業員用のみ追加項目が**6項目**あります。 ＊どの期間について記入するか、あらかじめ決めてください。 （直近　　週間／　　ヶ月）（　年　月～　年　月）	当てはまる／現状のままでよい	改善するとさらによい	職場に合わない項目である／該当なし
生活習慣			
十分睡眠がとれている			
十分食事がとれている			
出勤状況			
1　仕事に影響を与える健康上の問題（頭痛や体のだるさや下痢など）をうまくコントロールしながら仕事ができている			
2　欠勤・遅刻・早退なく、出勤できている			
3　職場での適切な服装と身だしなみを保つことができている			
4　職場内のルールを守ることができている			
5　職場で整理整頓ができている			
職場のコミュニケーション			
6　挨拶やお礼、お詫びが適切にできる			
7　必要なときに、上司や同僚に報告・連絡・相談ができる			
8　必要なときに、人前で適切に質問や説明ができる			
9　職場の同僚などと円滑なコミュニケーションをとることができている			
10　お客様や社外の人と交渉し、複数の（利害）関係者の意見を調整することができている			
仕事ぶり			
11　仕事ぶりにムラがない			
12　不注意によるミスが目立つことなく、業務を遂行できている			
13　優先順位を考えるなど、段取りよく業務を遂行できている			
14　業務中は集中力を保つことができている			
15　経験年数相応の最低限の業務をこなすことができている			
苦手な業務はあるが問題なくできている			
過度に疲労感を感じず業務をすることができている			
資源・支援			
上司に相談しやすい環境である			
時間内に処理できる仕事量である			
その他の困りごと（自由記載）			

表21-2　職場での困りごと情報整理シート（職場用）（文献18より）

職場での困りごと情報整理シート【職場用】 ＊質問項目は共通項目が**15項目**、職場用のみ追加項目が**2項目**あります。 ＊どの期間について記入するか、あらかじめ決めてください。 （直近　　週間／　　ヶ月）（　　年　　月～　　年　　月）	A 当てはまる ／現状の ままでよい	B 改善すると さらによい	C 職場に合わな い項目である ／該当なし	（記載日　　年　　月　　日） D 分からない
生活習慣				
出勤状況				
1　仕事に影響を与える健康上の問題（頭痛や体のだるさや下痢など）をうまくコントロールしながら仕事ができている				
2　欠勤・遅刻・早退なく、出勤できている				
3　職場での適切な服装と身だしなみを保つことができている				
4　職場内のルールを守ることができている				
5　職場で整理整頓ができている				
職場のコミュニケーション				
6　挨拶やお礼、お詫びが適切にできる				
7　必要なときに、上司や同僚に報告・連絡・相談ができる				
8　必要なときに、人前で適切に質問や説明ができる				
9　職場の同僚などと円滑なコミュニケーションをとることができている				
10　お客様や社外の人と交渉し、複数の（利害）関係者の意見を調整することができている				
仕事ぶり				
11　仕事ぶりにムラがない				
12　不注意によるミスが目立つことなく、業務を遂行できている				
13　優先順位を考えるなど、段取りよく業務を遂行できている				
14　業務中は集中力を保つことができている				
15　経験年数相応の最低限の業務をこなすことができている				
資源・支援				
（上司は）本人の状況を把握するために声かけができている				
（上司からみて）時間内に処理できる仕事量を与えている				
その他の困りごと（自由記載）				

表22　メンタルヘルス不調者の再発予防に役立つ工夫例（文献19より一部改変）

カテゴリ	記述例
周囲への相談	・自分ひとりで考え込まずに、上司や産業保健スタッフに相談する。 ・過度に負担のかかる仕事だと感じた場合やとまどった場合などは、上司と早めに相談するようにして、かかえこまない。 ・職場であった出来事を家族に話す。 ・こまめに健康管理室に相談に行く。 ・つらくなってきた時は人事担当者に話を聞いてもらう。
無理をしない	・体調の悪いときは無理をしない。 ・体調が悪い時には早期帰宅し、休日はゆっくり寝る。 ・残業は極力少なくする工夫をする。 ・小休憩を1～2時間毎に取るように心がける。 ・職場での業務遂行のペースをゆっくりとしている。 ・必要以上のことに首を突っ込まない。
考え方を変える	・気持ちをポジティブに持とう、心がける。 ・あせらない。出世しようと思わない。 ・体調が悪い日があってもくよくよせず、こんな日もあると思って気にしない。 ・嫌なことがあったら、反省するとともに、そのことの正の側面をみつけ、気持ちの安定をはかる。 ・他人に何を言われようと気にしない。他人からよく思われようとか、デキル奴だとわからせてやろうとかいう思いを持たない。 ・「もう同じ状況にいるのはイヤだ」という強い意志で生活する。 ・考えこまない様、やることを書き出して、それを処理することに専念する。 ・自分ができることをやるだけとして、周囲を気にしない。 ・1日乗り切る事だけを考えて、先の事を考えない。 ・あまり自分に厳しくせず、ミスを恐れすぎずに仕事をする。 ・完璧を求めない。 ・自分が処理しなければならないという気持ちはなくし、明日できることは今日しない。 ・旅行などスケジュールを立てることで、これを過ぎたら休める。旅にいけるという気持ちで乗り切る。
アサーション	・自分の手に負えない量の仕事が割り振られそうになったら、「自分一人では無理である」と必ず意思表明をしてそれなりのシステムを整えてくれるよう要求する。 ・断ることのできる仕事は断り、仕事はかかえ過ぎない。
生活リズムの維持	・早めに寝る。早めに見切りをつける。 ・普通寝早起きの生活リズムを続ける。 ・PM11:00には寝る。朝は必ず食事を取る。 ・睡眠時間を十分にとり、メリハリをつけた生活を送る。
モニタリング	・生活日誌をつける。 ・生活日誌などを通して、睡眠時間等を確認する。 ・集中力の低下と疲労感の程度を把握する。 ・気持ちと体調を意識する。
休日のリフレッシュ	・休日に仕事をしない。ガーデニングなど軽い作業や運動をする。 ・仕事と私生活を切り分け、休日に仕事をしない。 ・休日に仕事の事を考えない。 ・休日外出するようにする。 ・気分転換の機会を毎週設ける。
気分転換	・同僚・友人との飲食の機会をつくる。 ・阪神の応援に熱中して気分転換を図る。 ・趣味を楽しむ。 ・自分のリラックスの時間を確保できるようメリハリのある生活を心がける。 ・帰りにカフェで甘いものを食べるなど、楽しみを見つける。 ・自宅と職場以外に第3の場所をつくる。
運動	・運動を定期的にする。 ・運動を少しでもいいから毎日続ける。 ・体力づくりや有酸素運動（ウォーキング、サイクリング、スイミング）を実践する。
リラクゼーション	・腹式呼吸をして、お腹から声を出すようにする。意識して大きな声を出して、すっきりした気分になる。 ・体と頭の疲労を取るために週に1度リラクゼーションマッサージを受ける。 ・気分をかえるため、仕事の手を休めてリラックスする。

⑷　対応困難例についての留意点

　職場復帰時期を本人の希望、主治医の意見、職場の受け入れ準備状況等をもとに慎重に決め、就業上の配慮について関係者が話し合って十分な吟味を行っても、順調に業務遂行能力が回復し、職場再適応が果たせる例ばかりではありません。どのような対応を行っても、症状の再燃・再発が繰り返される例、業務遂行能力が元と同等のレベルにまで回復しない例は存在します。しかし、目の前の事例が、それに該当すると決めつけることには十分に慎重になるべきです。少なくとも、以下の事柄については、当てはまらないかどうかを確認する必要があります。

①軽すぎる業務負荷

　職場復帰時の打ち合わせにおいて、関係者の意思の疎通が十分でないと、極めて負荷の少ない業務が与えられることがあります。業務負荷を高めるのに慎重を要することは自明ですが、長期にわたって負荷の軽い作業を続けさせると、当該労働者は、同僚の業務負荷との落差から、疎外感や焦りを強め、不調の再燃をきたす可能性があります。

②生活リズムの乱れを助長するような業務制限

　既に論じたように、職場復帰のタイミングは、症状が軽減しただけでなく、生活リズムが安定して、通常の出勤時間に間に合うように起床し、日中のまとまった時間、何らかの作業を行うことができる段階にあることを必要条件にするのが一般的で、職場復帰後もこれを継続するのを後押しするような配慮が望まれます。決められた出勤時間に遅刻しがちになった場合には、それを容認し続けるのではなく、そのような状態になっている理由を本人から聴き取って、生活リズムの立て直しが必要であれば具体的な助言をし、場合によっては業務内容の見直しなどに関して、可能な範囲で調整を行います。

③不十分な業務指示と評価

　当該労働者の上司が多忙になったり、出張などで不在がちとなったりしたために、当初の予定ほど本人とあまり接触ができなくなってしまうことがあります。上司としてはできる限りの声かけや業務に関する指示を行っているつもりでも、本人が気後れして、悩みや困難を相談できなくなります。また、そうした中で業務遂行能力の評価が行われることに対して、本人の不満や不安が高まるかもしれません。上司の代行役を指名するといった措置が望まれます。

④「手のひらを返した」ような対応

　上司によっては、職場復帰時および復帰当初、手厚い業務の軽減や声かけ等を行ったにもかかわらず、本人の業務遂行能力が期待したほど速やかに回復しなかったり、欠勤がみられたりすると、「これほど配慮をしているのに」などと、急に冷淡な態度をみせる場合があります。職場を管理する立場の苦労を慮ると、理解ができないことではなく、また負担のかかっている当該労働者の同僚への配慮に起因しているのかもしれませんが、そうした対応はあまりよい結果をもたらしません。

　メンタルヘルス不調の場合、骨折などと異なり、回復過程には波があり、個人差も大きいことを職場復帰時点でよく確認しておくことが重要となります。

⑸　主治医との連絡法

　主治医への情報提供および主治医に対する情報提供依頼は、通常書面を用いて、本人を介して行うのが原則です。本人に受診時に持参してもらうのですが、書面を本人に渡す際に、内容を見せてから封をするとよいでしょう。本人の署名欄を設けるのも一法です。

　しかし、本人を前にしては、主治医に伝えづらいこともあるものです。それについては、後述します。

⑹　フォローアップの終結

　産業保健スタッフが、職場復帰後フォローアップの面接をいつまで継続するかは、本人側、職場側双方の事情によって異なってきます。職場再適応の目指すところが既述したような段階（P.9の図4）であっても、多くの例では、就業面の配慮が解除された時点がひとつの区切りにはなるでしょう。**表23**に示した事項などを考慮し、事例によってはフォローアップ期間を少し延ばすことを検討することも考えられます。

表23　職場復帰後のフォローアップの終結にあたって考慮されるべき事項の例

> 本人側の事情：
> 　①再燃あるいは再発の危険が高いと判断された
> 　②過去に自殺未遂がみられたか希死念慮が高まったことがある
> 職場側の事情：
> 　①職場全体の業務負荷が高く、過重労働を強いられる傾向がある
> 　②上司や同僚の目が行き届きにくく本人の不調の発見が遅れる可能性が高い
> 　③職場の再編などによって、本人にとって慣れない職場環境で慣れない業務
> 　　に従事せざるを得ない

　産業保健スタッフによるフォローアップの面接が継続している間は、周囲が意識していなくても、本人はまだ自分が以前と同様には見られていないという気持ちを抱きがちです。そのためできるだけ早くそれが解除になることを望む労働者も多いものです。当該労働者がフォローアップの解除を訴えた場合、産業保健スタッフは、本人や上司とよく話し合い、訴えの背後に妥当でない焦りがないかどうかを見極めることが望まれます。そのためには、主治医と連絡をとり、意見を入手するのもよいでしょう。

7．産業保健スタッフと専門医療機関の連携

⑴　産業保健スタッフと主治医との連携の重要性

　職場復帰の可否判定および職場復帰後の就業上の配慮に関する検討を適切にすすめるには、主治医と連携し情報交換を図ることが不可欠です。主治医との連携では、主治医から十分な情報が得られない例、職場復帰に際しての就業上の配慮に関する主治医・本人の要望と職場の実態が合わない例など、対応の難しい場合もあります。しかし、主治医に対し

て、産業保健スタッフとの連携を密にすることが、結果的に当該労働者の職場復帰および
その後の職場再適応を円滑化するということを伝え、理解を求める働きかけを惜しむべき
ではありません。

　主治医は、たとえ職場の諸情報を積極的に入手しようとする姿勢があったとしても、時
間的な問題から、結果的に得る情報はかなり限られたものになりがちです[20]。主治医に対
して、情報提供を求める際に、職場の側から伝えるとよい事項を**表24**にまとめました。

表24　主治医に職場復帰に関する意見を求める際に提供したい情報

> ・従前の本人の職務内容
> ・従前の本人の仕事ぶり、職場での人間関係
> ・従前の本人の職場における評価（業績）
> ・職場からみた発症の要因（誘因）
> ・同僚や上司のおおよその作業負荷
> ・職場の休業に関する諸制度（認められる休業期間、休業期間中の補償など）
> ・職場が休業者に対して職場復帰を認める要件（状態の回復度）
> ・試し出勤制度（正式な職場復帰前に、一定期間出勤を試みる制度）
> ・就業上の配慮（短縮勤務、出張回避、配置転換など）が可能な範囲

※表12も参照のこと（P.12）

　特に、小規模事業場などで産業医が不在の場合、あるいは諸般の事情で産業医が職場復
帰に関する意見を述べることが困難な場合には、産業医の役割、すなわち職場の諸事情を
理解したうえで当該労働者の業務遂行能力を評価し、職場復帰に関する具体的な意見を述
べることを主治医に依頼することになります。その際には、主治医への情報提供は特に重
要となります。

　職場側から主治医に伝達する情報が、主治医の診断および治療に生かされる可能性もあ
ります。職場から提供が可能で主治医の診療に有用となることが多い事項を**表25**に示しま
した。好例を2つ挙げましょう。

　①うつ病として治療されてきた労働者が、職場復帰後職場で妙にノリがよく、多弁傾向
　　もみられたため、家族を通して報告した結果、双極性障害Ⅱ型の軽躁状態と診断され、
　　治療が変更された。

　②うつ病および不安障害の診断で休業した労働者について、最近飲酒によって仕事上の
　　失敗をしたこと、健康診断結果で肝機能異常がみられることを伝えたことによって、
　　アルコール依存症が併存している可能性が高いという判断のもとに、治療計画が立て
　　られた。

　こうした職場から提供する情報は、できるだけ簡潔でわかりやすい形にすることも大切
です。

表25　職場から提供が可能で主治医の診療に有用となることが多い情報

- ・普段の職場での言動
- ・受診前の職場での言動
- ・職務内容の詳細
- ・職場での本人をめぐる人間関係
- ・職場での本人の仕事ぶりに対する評価
- ・最近の残業時間
- ・職場からみた発症の要因（誘因）
- ・過去の健康診断の結果
- ・（職場で把握している）既往歴
- ・（職場で把握している）本人が抱えている仕事外の問題
- ・同僚や上司のおおよその作業負荷
- ・職場の休業に関する諸制度（認められる休業期間、休業期間中の補償など）
- ・職場が休業者に対して職場復帰を認める要件（状態の回復度）
- ・試し出勤制度（正式な職場復帰前に、一定期間出勤を試みる制度）
- ・就業上の配慮（短縮勤務、出張回避、配置転換など）が可能な範囲

⑵　連携方法に関する問題

　産業保健スタッフと主治医の連携方法には、主として直接面接と書面の2種類があります。電子メールはまだあまり使用されていません[21]。

　直接面接の場合、本人が同席する形が多いでしょう。本人の同意の下での情報交換ということになり、個人情報保護に関する問題が生じにくいと考えられます。本人が何がしかの疑念を抱くことも避けられます。しかし、一方で本人を前にしては伝えにくい情報があることも事実です。本人と同僚との人間関係がこじれており、元の職場への受け入れが困難なこと、本人の言動が職場に多大な損失を与えていること、本人の仕事の成果に対する周囲の評価が極めて低いこと、業務遂行能力に関する本人の認識（自己評価）と職場の評価に大きな乖離があることなどがその例としてあげられます。職場関係者からすると、こうしたことを本人の前で陳述することで本人との関係が悪化し、また本人としても職場復帰の際に困難を感じることにつながるのではないかとの懸念が生じることになります。そうした場合には、家族や親族に事情を伝えて、協力を得るなどの工夫が必要です。

　書面の場合にも、同様の事態が起こりえます。さらに、書面ではいかに工夫を凝らしても伝えにくい情報、伝えきれない問題が存在することも確かです。

　しかし、産業保健スタッフと主治医との間で相互理解、信頼関係が深まると、あくまで本人のためであるということが前提になりますが、職場から宛てた文面の「行間」を主治医が読み取ってくれることもあります。

　こうしたことからも、職場と主治医の連携は、休業中、それも職場復帰の時期が近づいてからではなく、休業が始まってから比較的早期のうちに図られるべきです。通常は、職場から主治医に対して連絡を入れることで開始されることになります。しかし、その際本人あるいは家族がそれを喜ばないことがあります。職場関係者に病状を詮索されて職場での立場に影響が及ぶことを懸念する例や、職場に対して好ましくない感情（例えば、「不調による休業に至ったのは職場のせい」）を持っている例などで、ときにみられます。それに

対しては、根気ある説明や説得を持って、理解を求めることになります。被害者意識など
が強い場合には、それが決して職場復帰に好影響をもたらさないという認識を共有すべく、
その時点で和解の方向性を探る働きかけを行うべきです。

　主治医から職場復帰可能の判断が出されてからは、主治医と職場との連携がさらに密に
なりますが、常にどのような情報交換が行われているかが本人（場合によっては家族）に
ガラス張りになっていることが原則です。

(3)　傷病手当金書類をめぐる問題

　疾病による休業中の補償の一部となる傷病手当の申請書類は、通常治療医（主治医）に
よって書かれます。主治医が職場復帰可能の意見を述べたにもかかわらず、職場での検討
の結果時期尚早と判断され、復帰が延期となった例では、主治医が休業による治療の継続
を要する旨の記載を拒むことがあります。多くの場合、本人の了解を得た上で産業保健ス
タッフが事情を説明することにより理解が得られますが、主治医としては一度職場復帰可
能という書面を提出したこととの関係で、割り切れない感情が残る面も否定できないでし
ょう。この事態は、当該労働者の休業中、それも比較的早期のうちに、職場側が主治医と
連絡をとり、継続的な連携のもとに職場復帰時期を調整していくことで回避できることが
多いものです。

(4)　精神科医からみた連携の問題点

ア．連携に要する時間の制約に関する問題

　最近の気分障害圏をはじめとするメンタルヘルス不調の増加および一般社会への啓発
活動などにより、多くの精神科医療機関では、受診者数が増えており、ひとりあたりの
十分な診療時間を確保するのが難しくなっているところも多くなっています。

　目の前の患者について、薬物療法によって症状がほぼ消退すれば自らの役割も完結す
ると考えている精神科臨床医はほとんどいないはずです。しかし、かかる事情から、一
部の精神科医は、職場の中で職場復帰の問題がどのように位置づけられ、意見書がどの
ように取り扱われるのかが不明であったり、わかりにくかったりすると、時間をかけて
詳細な意見書を書いたり、職場に問い合わせをしたりすることを躊躇することになりま
す。これは、ある程度やむを得ない面もあると言えましょう。

　そうした現状を踏まえて、主治医ができるだけ効率よく、当該労働者の個人情報保護
に配慮した形で情報提供が可能となるように、書面のフォーマットや職場における職場
復帰に関する対応等の説明文を作成するべきです。

イ．診断書の病名をめぐる問題

　精神科医による診断書の病名が、あいまいな表現であったり、実際の病名とは異なっ
ていたりすることは、職場のメンタルヘルスに関連した議論の際などで、以前から多く
の職場関係者が口にするところでした。主治医から出された診断名と産業医の見立ての
一致率が低いことも報告されています。「これでは、要するに『何らかの精神的な問題が
ある』という情報しか伝えていない」という極論まで聞かれることもあります。主な理
由としては、以下の点があげられるでしょう。

①診察を重ねないと確定診断がつかないことが多く、その場合には病名ではなく、状態像（例：うつ状態）を記さざるを得ないため。

②診断書が誰の目に触れるかわからない状況で、医師の守秘義務を確実に果たすため。

③実際の診断名を記すことで、患者（当該労働者）に不利益が生じる可能性があるため。

④精神疾患に対しては、まだ社会の偏見が強いため。

⑤職場の受け取る側が十分な精神医学的知識を有していることを必ずしも（あるいは多くの場合）期待できないため。

⑥患者（当該労働者）あるいは家族が望まないため。

⑦職場に実際の病名を知らせることのメリットが感じられないため。

医師が診断書に（確定診断がついている例に限ってですが）実際の病名を記さないこと自体の問題は（議論すべき大きい問題ではありますが）措くとして、現状では産業保健スタッフは、**表12(P.12)** に示した事項を主治医に明示して善処を図り、それでも診断名に関する情報が得られない場合には、その他の情報を整理して、そこから諸判断をせざるを得ません。本人への対応法を決めるにあたっては、第Ⅳ章の**表28および図24**で紹介する手順を用いることもできます。

参考文献

1）嘉納英樹（2010）：精神疾患と労働法・人事労務．うつ病リワーク研究会編．誰にも書けなかった復職支援のすべて，pp120-146，日本リーダーズ社．

2）種市康太郎（2010）：職場復帰支援プログラムにおける仕事力評価の試み．産業精神保健 18，47-54．

3）大庭さよ（2004）：職場復帰に向けての心理的援助．産業精神保健 12，322-325．

4）柳川行雄（2010）：職場復帰支援の基本的な考え方．心の健康 詳説 職場復帰支援の手引き．pp2-35，中央労働災害防止協会．

5）廣尚典（2020）：要説産業精神保健　改訂版．診断と治療社

6）秋山剛，田中克俊（2009）：職場復帰準備性評価シートの開発．こころの健康科学研究事業 リワークプログラムを中心とするうつ病の早期発見から職場復帰に至る包括的治療に関する研究（主任研究者：秋山剛）平成20年度分担報告書，pp119-148．

7）舟橋利彦，柴田恵理子（2008）：ルーセント・リワークセンターにおける職場復帰支援の理論と実践．産業ストレス研究 15，203-211．

8）Kendler KS, Thornton LM, et al（2001）: Genetic risk, number of previous depressive episodes and stressful life events in predicting onset of major depression. Am J Psychiatry 158, 582-586.

9）神山昭男（2016）：安定就労を達成するための方策をめぐって．産業ストレス研究23，125-133．

10）廣尚典（2004）：うつ病の職場復帰および職場再適応に影響を及ぼす因子に関する検討．労働安全衛生総合研究事業 うつ病を中心とした心の健康障害をもつ労働者の職場復帰および職場適応支援方策に関する研究（主任研究者：島悟）平成15年度総括・分担研究報告書，pp35-49．

11）塚本浩二（2005）：復職後のケア．日本産業衛生学会・産業精神衛生研究会編．職場の
　　メンタルヘルス―実践的アプローチ―．pp198-203，中央労働災害防止協会，2005．

12）廣尚典（2009）：身体面の健康問題により就業制限を受けている労働者のメンタルヘル
　　スに関する研究．労働安全衛生総合研究事業 労働者の自殺予防に関する介入研究（主
　　任研究者：島悟）平成20年度 総括・分担研究報告書．pp129-147．

13）髙木道久（2008）：心の健康問題により休職した労働者の職場復帰支援に関する法的考
　　察―判例を題材に―．産業ストレス研究 15，181-187．

14）尾崎紀夫（2005）：抗うつ薬と自動車運転 うつ病治療上の問題点．月刊自動車管理 2，
　　22-25．

15）尾崎紀夫（2010）：抗不安薬の作業能力への影響の検討．こころの健康科学研究事業
　　リワークプログラムを中心とするうつ病の早期発見から職場復帰に至る包括的治療に
　　関する研究（主任研究者：秋山剛）平成21年度分担報告書，pp137-139．

16）椎葉倫代（2010）：職場復帰支援手引きの解説と事例～保健師の立場から～．心の健康
　　詳説 職場復帰支援の手引き．pp109-118，中央労働災害防止協会．

17）廣尚典．井上幸紀他（2010）：メンタルヘルス不調者の職場再適応の評価手法に関する
　　研究―職場再適応チェックリストの開発．労働安全衛生総合研究事業 メンタルヘルス
　　不調者の効果的な職場復帰に関する調査研究（主任研究者：廣尚典）平成21年度総括・
　　分担研究報告書．pp11-29

18）永田昌子（2018）：事例性に着目した適切な支援のためのツールの検討．労災疾病臨床
　　研究事業職場におけるメンタルヘルス不調者の事例性に着目した支援方策に関する研
　　究（研究代表者：廣尚典）平成27年度～29年度総合研究報告書．pp344-359．

19）吉村美幸，長見まき子（2010）：EAP における職場復帰支援プログラムの実績―5年
　　間の実績および職場再適応群と不適応群の比較―．産業精神保健 18，55-61．

20）島悟（2005）：復職に関する精神科医調査．労働安全衛生総合研究事業 うつ病を中心
　　としたこころの健康障害をもつ労働者の職場復帰および職場適応支援方策に関する研
　　究（主任研究者：島悟）平成16年度分担報告書，pp15-34．

21）廣尚典（2011）：メンタルヘルス不調を抱える労働者への支援をめぐっての精神科医と
　　産業保健スタッフの連携に関する研究．職場における新たな精神疾患罹患労働者に対
　　するメンタルヘルスのあり方に関する研究（研究代表者：廣尚典）平成22年度総括・
　　分担研究報告書．pp33-50．

職場復帰支援の留意点

1．試し出勤をめぐって

⑴　用語の整理―「試し出勤」と「リハビリ勤務」

　従来、「リハビリ勤務」、「試し出勤」、「慣らし勤務」等さまざまな名称が使用されてきた制度があります**（表26）**[1]。共通する内容は、長期に休業した労働者に対して、通常の勤務に戻る前に、通勤の練習、単純作業、その他負荷の軽い作業を行わせる（行うことを認める）ことです。しかし、これらの実施が、正式な職場復帰を認める前か、認めた後かによって、それに絡む事柄が大きく変わってきます。「復職支援手引き」では、職場復帰前、すなわち休業中に行うものを「試し出勤等」とし、職場復帰後に軽減された業務を行うのは、業務上の配慮として取り扱っています。本論でも、それにしたがって以下を記述します。

表26　試し出勤／リハビリ勤務の意味の多様性（文献１より）

型	名　称	亜　型	目　的	実施時期	仕　事
Ⅰ	リハビリ勤務	治療・無就労型	治療の一環	職場復帰前	しない
Ⅱ		治療・就労型	治療の一環	職場復帰前	する
Ⅲ		慣らし型	慣らし勤務	職場復帰可能の判断後／職場復帰前	する
Ⅳ	試し出勤	無就労型	復職の判定	職場復帰可能の判断後／職場復帰（決定）前	しない
Ⅴ		就労型		職場復帰可能の判断後／職場復帰（決定）前	する
Ⅵ	慣らし勤務	一時的配慮型	慣らし勤務	職場復帰後	する
Ⅶ		就業変更型	仕事の変更	職場復帰後	する

※これ以外にも、いくつかの亜型が考えられる。

　「試し出勤等」を検討する上でまず必要なのは、目的を明確にすることです。「復職支援手引き」では、「リハビリ」という表現が用いられていません。「リハビリ」には医療的な関わりを想起させる面があり、この制度の主な狙いが症状あるいは障害（非常に低下した業務遂行能力）の改善にあるかのような印象を与えてしまうことが懸念されたためであると考えられます。

　まさにそうした「リハビリ」を職場という場を借りて実施するという考え方もありえます。それを主旨とするならば、比較的早期、すなわち症状の一部がまだ残存している段階、あるいは生活リズムが安定化をみていない段階で開始されるべきことになります。しかし、その場合には、手続きや進め方に関して、主治医とのより綿密な調整が必要となり、職場においても一定の専門的な知識を有した医療職が中心となる関わりが求められます。「リハビリ」で行われる機能の回復過程に対する詳細な評価を誰が行うのか、医療費の類をどう扱うかといった問題や、トラブルが発生した際の責任の所在も明確にしておく必要があり

ます。「リハビリ」の場となる職場の責任者は、そうしたことに関する説明を受ければ強い責任を感じざるを得ません。常勤の医療職がいない中小規模事業場では、実施が困難でしょう。ときに「職場は医療機関ではない」と言われる所以です。

　「復職支援手引き」では、「試し勤務等」を、①模擬出勤、②通勤訓練、③試し出勤の3つに分類し、「この制度の導入に当たっては、この間の処遇や災害が発生した場合の対応、人事労務管理上の位置づけ等について、あらかじめ労使間で十分に検討しておくとともに、一定のルールを定めておく必要がある。なお、作業について使用者が指示を与えたり、作業内容が業務（職務）に当たる場合などには、労働基準法等が適用される場合があることや賃金等について合理的な処遇を行うべきことに留意する必要がある。また、この制度の運用に当たっては、産業医等も含めてその必要性を検討するとともに、主治医から試し出勤等を行うことが本人の療養を進める上での支障とならないとの判断を受けることが必要である。さらに、これらの制度が事業場の側の都合でなく労働者の職場復帰をスムーズに行うことを目的として運用されるよう留意すべきである。特に、③の試し出勤については、具体的な職場復帰決定の手続きの前に、その判断等を目的として行うものであることを踏まえ、その目的を達成するために必要な時間帯・態様、時期・期間等に限るべきであり、いたずらに長期にわたることは避けること」と述べています。

(2)　試し出勤の実際

　ここでは「試し出勤」を「復職支援手引き」の考え方に準じたもの、すなわち症状や生活リズムはもとより、業務遂行能力についてもある程度の回復が見てとれる段階にまで至っている労働者が、職場復帰にあたって出勤や勤務に関する感触を確かめ、上司や同僚もどの程度の業務をこなせそうかの見通しを立てるといった、文字通りの「試し」あるいは練習の期間として扱い、その留意点をまとめます。

　「試し出勤」では、制度設計が必要です。特に、次の2つに関しては、労使の協議等により定め、書面化して、事業場内に周知しておくことが不可欠です。

　　①休業中は通常労災補償の対象外であるため、通勤や作業中の事故等の補償をどうするか。

　　②たとえ軽微な作業であっても、管理者の指示で行うものであれば（さらに当該部署の成果に関連するものであれば）、賃金の支払い対象となる労働とみなす必要があるとも考えられるが、それをどのような扱いとするか。

　前者への対応としては、特別な保険に加入することで労災補償の代わりをしているところがあります。また、後者については、労使との協議により、通常の就業とは別の枠で一定の賃金を支払っているところがあります。

　仮に「試し出勤」制度を設けたとしても、休業したすべての労働者に職場復帰前に「試し出勤」を課すべきではありません。「試し出勤」制度を運用するためには、以下の3つの要件がすべて満たされる必要があるとされています。

　　①本人が主体的に参加する意思を有していること。
　　②主治医が理解をしていること。
　　③産業医が関与していること。

　試し出勤の期間（特に上限）を決めておくことも重要です。試し出勤の目的を上記のよ

うにすると、自ずとおおよその期間が決まってくるでしょう。職場の諸事情によって、多少の長短はあってよいでしょうが、通常は１か月程度であり、半年以上となるような長期間は適切でないと考えられます。この上限の期間を消化しても、出勤状況が思わしくなく（出務が不安定、推定される業務遂行能力が低いなど）職場復帰およびその後の継続的な勤務の見通しが立ちにくい場合には、本人と職場関係者、産業保健スタッフが話し合いを行い、再休業とする規程も必要でしょう。

(3) 試し出勤中の労働条件

　試し出勤には、上述したリハビリ出勤を除外しても、いくつかの形態があり、それによって、賃金や労働災害、通勤災害の適用なども変わってくると考えられます。表27に主に想定される試し出勤の型と労働条件[2]を示しました。

　すべての事業場に最適であると言えるような形態はありません。事業場ごとに諸事情を勘案して制度を構築することになります。

表27　試し出勤中の労働条件（私傷病の場合）（文献２より）

	賃　金	労災および通災の適用	安全配慮義務等の民事責任	通勤費の支払義務	傷病手当
①通常の労働をさせる時間	所定賃金（賞与・手当含め）満額支給	あり	負う	就業規則、個別契約等に定めのある限り、あり	不支給
②時間または／および内容的に軽減された業務を行う時間（休業明け）	原則として所定賃金（社内資格に対応した基本給部分等）満額支給（＊１）	あり	負う	就業規則、個別契約等に定めのある限り、あり	ケースバイケース（＊３）
③時間または／および内容的に軽減された業務を行う時間（休業期間中・別途契約の締結なし）	軽減勤務に就労させる場合は、上と同じ。その他の場合、合理性の認められる限り、就業規則等による制度設計のあり方、その客観的解釈による	制度上就労が予定されているか否かにかかわらず、作業の実態から判断される	負う	就業規則、個別契約等に定めのある限り、あり	ケースバイケース（＊３）
④時間または／および内容的に軽減された業務を行う時間（休業期間中・別途契約の締結あり）	別契約所定賃金につき、原則として満額支給。本契約所定賃金（賞与・手当含む）は、原則として⑥に準じる	あり	負う	就業規則、個別契約等に定めのある限り、あり	ケースバイケース（＊３）
⑤ボランティアで作業を行う時間	作業の実態につき労働基準法上の労働時間性が認められない場合は原則として⑥と同じ扱い。労働時間性が認められる場合は原則として③と同じ扱い		指揮命令関係かそれに準じる関係がある限り負う		
⑥純粋に休業している時間	原則として支払いなし（＊２）	原則としてなし	原則として負わない	なし	支給

＊１：就業規則等で減給の定めをおけば減給支給も可能。就業規則等の定めにかかわらず、勤務時間短縮分につき欠勤控除として減給支給を行うことが可能。

＊２：大企業等では、労働者の生活保障等のため、労働者としての地位に対応する何らかの金員の支給が約定ないし制度化され、現に支給されていることが多い。

＊３：就労の可否に関する医師の判断を前提として、フルタイム労働との比較での労働時間の長さ、就労している職種（原職か否か）などを基準として判断

2．リワークプログラム

　リワークプログラムとは、在職精神障害者の職場復帰（Return-to-Work）支援プログラムの通称です。平成６年度に開始された精神障害者の新規雇い入れに関する支援を主眼とする「職業レディネス指導事業」に続くものとして、平成14年度から障害者職業総合センター（職業センター）で試行が開始され[3]、その後各都道府県の地域障害者職業センターで展開されています。障害者職業カウンセラーおよびアシスタントが、主治医、当該労働者の職場関係者と連携しながら、12〜16週程度の支援活動を行っています。プログラムの内容としては、基礎体力の向上、職業生活や対人関係などに関するカウンセリング、アサーショントレーニング、模擬的な就労場面を設定した作業支援、ストレス場面での自己コントロールなどがあります。認知行動療法的アプローチも積極的に取り入れられています。

　メンタルヘルス不調によって長期に休業した労働者が職場復帰をする際、薬物治療などによる症状の改善と生活リズムの立て直しを行うだけでは、職場復帰をしても短期間のうちに病状が再燃し、職務の遂行や安定した出勤が困難となって再休業に至ることが少なくありません。業務に関する知識や技術的な側面に加え、対人関係の持ち方、時間管理、自己主張の表現法、仕事に対する取り組み姿勢、さらには職業観などについて、再度自らを見つめなおすことが症状の再燃・再発に重要である例が散見されます。

　リワークプログラムは、こうした問題に焦点を当て、参加者が職場復帰にあたって障害となっている、あるいはなると予想される問題を評価し、その改善に向けた働きかけを行うものです。施設の中には、スタッフが当該労働者の職場に出向き、職場内の問題や実際の業務に関する助言まで行うところもありますが、プログラム参加者である当該労働者への働きかけが中心です。

　リワークプログラムへの参加は、本人が主治医と相談の上で決めるものであり、職場関係者が強制すべきではありませんが、休業中の段階でその存在、有用性に関する情報を提供し、利用に関して主治医と相談してもらうことは、円滑な職場復帰に寄与すると考えられます。

　最近は、民間医療機関でリワークプログラムを実施するところも増加しています。その多くはデイケアの枠を利用しての取り組みです[4]。全国規模のネットワークをもった法人も設立され、その標準的なプログラムについても検討が進められています。

　現在のリワークプログラム参加者は、障害者職業センター、民間医療機関とも、気分障害圏の割合が高くなっています。リワークプログラムは、現場で職場復帰支援に関わっている産業保健スタッフに、概ね好評をもって迎えられています。プログラム運営に要する労力や時間と診療報酬とのバランスの問題など、さらに普及していくために提供施設の間で検討されるべき点は残っているものの、今後もプログラムが洗練化、標準化されていけば高い成果が期待されます。しかし他方で、リワークプログラムは、上述したように労働者個人を対象とした働きかけが中心であり、受け入れ職場への介入には強い限界があるのも事実です。それは、主として事業場内産業保健スタッフが尽力すべき活動になります。事業場内産業保健スタッフは、リワークプログラムに対して過度の期待を抱き、職場側の受け入れ状況の改善に向けた取り組みを怠ることになってはなりません。

3．病態の多様性への対応―「職場におけるメンタルヘルス不調者の対応パターン」の活用

　従来、職場復帰支援の対象となることが多かったうつ病、統合失調症、アルコール依存症などに加え、最近では双極性Ⅱ型障害（軽躁状態を伴う躁うつ病）や発達障害が実際には少なくないことや、パーソナリティ障害、不安障害などももっと適切に評価されるべきことが指摘されるようになっています。また、従来型とは異なった病像や事例化を示すう

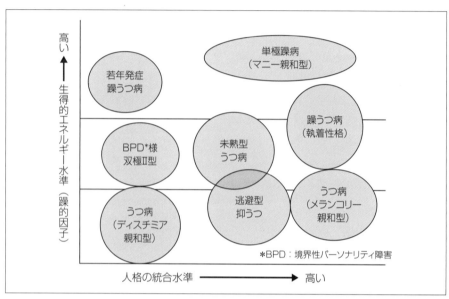

図23　気分障害圏の病像・病型の多様性（文献5より）

つ病等が急増していることが、多くの産業保健スタッフおよび臨床医から報告されています**（図23）** [5,6]。さらに、これらの中は、互いに併存する例もあり、それが見逃されがちであるという意見も多数あります。

　うつ病を例にとると、これまでうつ病の職場復帰支援の原則は、症状の安定を十分見定めてからの職場復帰とすること、職場復帰後、業務負荷を徐々に高めていき、本人の焦りがちな気持ちを抑えながら職場再適応を図っていくというものでした。むろん、この原則が適用されるべき例は少なくありませんが、比較的早期の職場復帰を促し、仕事の指示についてもむしろ本人の背中を押す方が適切であると考えられる例が増えていると言われます。

　こうした状況下で、職場での対応をどのように行っていくのが望ましいか、産業保健スタッフにとって判断が難しいことも多くなっています。その場合、主治医に対して意見を具申することになりますが、主治医から具体的な助言が得られるとは限りません。

　「職場におけるメンタルヘルス不調者の対応類型表」（対応パターン表）**（表28）** [7]は、職場におけるメンタルヘルス不調者への対応を7つのパターンに分けてその原則をまとめたもので、職場復帰支援にも有用です。

表28　職場におけるメンタルヘルス不調者の対応パターン（文献７より）

Ａパターン：メランコリー型うつ等（古典的タイプ）の例の多くが該当する

- ・業務の軽減を行う。
- ・事例化が軽度の例では、休業するかどうかを本人と十分に話し合う。
- ・就業を続ける場合は、ストレスを軽減し、フォロー面接を定期的に行う。
- ・休業する場合は、安心して休めるよう配慮する。
- ・本人、家族を焦らせない。
- ・本人の仕事ぶり、仕事に関する考え方を話し合っていく。
- ・職場復帰・業務負荷は慎重に行う。
- ・配置転換には慎重を期す。

（個別の留意点等）
- ・業務軽減や必要な休養・休業を受け入れないことも少なくないので、その場合への対応を詳述する。

Ｂパターン：てんかん、統合失調症等の例の多くが該当する

- ・配置転換の検討を進める。
- ・病状が安定したら、早期に職場復帰を勧める。
- ・作業の安全面（本人および周囲に対しての）の確保を最優先する。
- ・長期的な就業制限に関して、周囲の理解を求める。そうした例に関する就業規則を当てはめる。
- ・病態に応じた職場での留意点を詳細に検討し、関係者に理解を求める。
- ・上司の人事異動に対応した継続的な申し送りシステムの対象とする。
- ・産業保健スタッフによる定期面接の対象とする。
- ・服薬状況を定期的に確認する。
- ・長期的なフォローアップを計画する。

Ｃパターン：適応障害、パーソナリティー障害を伴う例の多くが該当する。

- ・元の職場への復帰にこだわらない。
- ・職場で配慮できること、本人に自助努力を求める点を明確にする。
- ・ルール違反に対しては、冷静かつ厳格に対応する。
- ・病状が軽快したら、早期に職場復帰を勧める。
- ・職場関係者が意思の疎通を図りながら協力して対応する。
- ・家族に、職場で配慮できる限界を説明する。
- ・労働観について話し合う場を持つ。
- ・目標達成時には、賞賛する。
- ・復帰後の職場での状況をできるだけ詳細に主治医へ伝える。

Ｄパターン：双極性障害等の例の多くが該当する

- ・主治医との定期的な情報交換を重視する。
- ・上司との継続的な連携を図る。
- ・本人の信頼しているキーパーソンを確保する。
- ・家族との連携を深めておく。

（個別の留意点に関する特記事項）
- ・双極性Ⅰ型とⅡ型（確定診断が判明している場合）は、分けて留意点を整理する。

Eパターン：アルコール依存症等の例の多くが該当する

　・関係者間で、行うべきではないことを共有する。
　・関係者間で、対応方法の原則を打ち合わせる。
　・ルール違反に対しては、冷静かつ厳格に対応する。
　・よくなった点をはっきり本人に伝える。
　・長期的なフォローアップを計画する。

Fパターン：発達障害等の例の多くが該当する

　・これまでの本人ができたこと、できなかったことを整理する。
　・うまく職場適応できていた時期の業務内容・上司の対応方法などを確認する。
　・指示命令系の簡略化、明確化を図る。
　・抽象的な表現による指示、助言はさける。
　・職場環境、仕事内容を本人にできるだけ合ったものにし、自己肯定感を高めていく。
　・物理・化学的刺激への過敏性に注意し、必要に応じて配慮を行う。
　・対人折衝の少ない、自己完結できるような業務に就かせる。
　・家族との連携を重視する。

Gパターン：

（A～Gパターンに当てはまらないもの）

付加事項：労災認定事例およびそれに準じる例（A～Gパターンに共通）

　・本人、家族の被害者意識の払拭、軽減を図る働きかけを行う。
　・配置転換につき、本人の意向を尊重する。
　・職場で配慮できることを明確にする。

　職場復帰にあたって、主治医から本人への具体的な対応法などに関する助言が得られない場合には、対応パターン表を提示してどれに近い働きかけが望ましいかを問い合わせます。具体的な選択を迫ることで、主治医からの回答が得られやすくなることが期待できます。パターン表の選択に加えて、個別具体的な助言を得られれば、より適切な対応が可能となります。

　対応パターン表を用いた主治医との連携および当該労働者への対応の流れの1例を**図24**に示しました。これは、職場復帰支援のみならず、新たに事例化したメンタルヘルス不調例の対応にも適用できます。

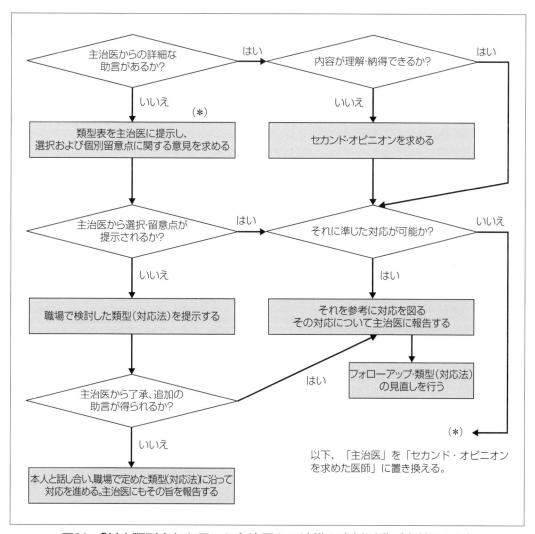

図24 「対応類型表」を用いた主治医との連携と支援活動（文献7より）

　主治医との連携により、産業保健スタッフにも納得できる確定診断名が得られている場合には、過去に提言されている疾患別の対応法（**表29**）[8-12]も役に立つでしょう。

表29　職場復帰における診断名別の対応ポイント

1）うつ病
- 本人の業務遂行能力に比し、業務が過多になっていないか確認する。
- 本人の仕事ぶり、仕事に関する考え方、取り組み方（優先順位、時間管理などを含む）を話し合っていく。
- 本人が焦らないようにする。
- 仕事の負荷を徐々に高めていく。
- 業務負荷が過小過ぎるのも不適切である点に留意する。
- 配置転換には慎重を期す。

2）統合失調症
- 復帰当初は特に疲労に配慮する。
- 状態が安定してからも、継続的にフォローアップ（服薬の継続状況を含む）を図る。
- 長期的な就業を前提とした、業務遂行能力に合った職務への配置転換の検討を進める。
- 作業の安全面(本人および周囲に対して)の確保に十分留意する。ただし、職場の偏見、誤解を高めないような配慮が必要である。

3）双極性障害
- 職場で言動に目立った変化があれば、速やかに家族、主治医に伝える。そのための連絡網も整備する。
- 一見良好と評価できる情報（積極的な仕事ぶり、活発な社交性、強力なリーダーシップなど）も重要な情報であるとの認識を関係者間で共有する。
- 職場内外で本人の信頼しているキーパーソンを確保しておく。
- 状態のセルフモニタリング（特に、睡眠覚醒リズム）を促す。
- 特に、疲労感、集中力を評価する。
- 長期的なフォローアップを考慮する。

4）適応障害
- 不調を招いた仕事関連要因を十分に調査して同定できた場合は、それを取り除くか、軽減する。
- 職場適応できていた時期の業務内容・上司の対応方法などを確認する。
- 元の職場への復帰にこだわりすぎない。
- 配置転換を繰り返さぬよう、異動は慎重に行う。
- 職場でできることと本人に自助努力を求めることを明確にする。
- 自己の状態のセルフモニタリングを求める。
- 対人関係の問題は、病状の遷延化による二次的なものである可能性に注意する。

5）発達障害
- これまでの本人ができたこと、できなかったことを整理する。
- 職場適応できていた時期の業務内容・上司の対応方法などを確認する。
- 苦手な作業、職場環境（物理・科学的刺激を含む）等について、上司等に説明し、理解を求める。
- 抽象的な表現による指示、助言はさけ、指示命令系の簡略化、視覚化を図る。
- 職場環境、仕事内容を本人にできるだけ合ったものにし、自己肯定感を高めていく。
- 対人折衝の少ない、自己完結できるような業務に就かせることも検討する。

6）アルコール使用障害
- 本人が断酒の必要性を認識し、断酒を継続てきていることを必要条件とする。
- 家族とも、本人との関係性に留意したうえで連携し、行うべきではないことを共有する。
- 関係者間で、対応方法の原則を打ち合わせる（飲酒を誘発する恐れのある場面について話し合い、そのでの対処法を相談する。
- 長期的なフォローアップを計画する。
- ルール違反に対しては、冷静かつ厳格に対応する。
- 作業の安全面に十分留意する。
- 回復後、仕事面などでよくなった点をはっきり本人に伝える。

4．対応のパターン化に関する留意点

　「対応類型表」や「精神疾患別の対応ポイント」を適切に用いることによって、不適切な対応による病状の再燃、再発に対するリスクの低減が期待できます。しかし、やや逆説的な言い方になりますが、それらをあまり過信しない姿勢も持ちたいものです。

　最近、多くの職場で発達障害が注目されています。仕事への取り組み方が不器用である例、同僚との折り合いがうまくいかない例などに、安易に「発達障害」あるいは「発達障害傾向」といったレッテルを貼り、その特徴に合わせた職務内容や指示の出し方を上司に助言する産業保健スタッフもみられます。働きづらさを抱えている者にとっては望ましい面がある一方、過度に枠に当てはめた仕事の与え方が、本人の能力開発、ひいてはキャリア発達を阻害してしまうことにもなりかねません。P.4の**表4**で示した「適応力の過小評価」につながる可能性があります。

　産業保健スタッフは、随時本人および上司と連絡をとり、就業上の配慮がその時点で適切なものになっているかを確認することが望まれます。

5．当該労働者への働きかけ

　リワークプログラムの解説で述べたように、職場復帰困難例あるいはそれが予想される例の中には、症状や生活リズムの改善に加えて、本人の仕事に対する考え方、周囲との協調性、さまざまな面のストレス対処能力などに問題があることが散見されます。その場合、職場復帰および職場再適応がうまくいくには、そうした面を見直し、変化が望まれる点は変化を促す時間をかけた働きかけが必要です。

　しかし、これを産業保健スタッフなどの職場関係者が不用意に行うことについては、少なからぬリスクを伴うことを認識しておく必要があります。まず、当該労働者が、上司や職場関係者のみならず、産業保健スタッフまでも、メンタルヘルス不調の主因が職場環境ではなく自分にあったと認識しているのだと感じ、産業保健スタッフに対して敵対感情を抱く恐れがあります。また、働きかけの中で、本人から職場に対する不満が、当初は予想もしなかった強さで表明された際に、収拾させるのに関係者の大変な労力を要することもあります。その不満が妥当なものでなかった場合、詳細な調査、確認を再度行い、本人に納得させる形で伝えることが必要になります。それを曖昧にしておくと、職場は本人から問題を聴き取りながら、その事後対策を行わなかったことになり、後日責任を問われる恐れさえ生じます。

　むろん、職場がそうした本人の側の要因について問題意識を持っていることを本人に認識してもらうことは重要ですが、職場再適応に向けた支援の役割分担として、職場環境の改善・調整は産業保健スタッフを含めた職場が主体的に行い、本人に対する働きかけは事業場外資源に一部を委ねたほうがよいという考え方もあるでしょう。

6．職場環境の改善

　職場環境改善は、産業保健活動における重要な要素のひとつです。労働者の間に職場や

仕事との関連があると推測される健康障害が発生した場合、その原因を調査して職場環境の問題が同定されたら、その改善に向けた取り組みを進めなければなりません。労働安全衛生法で規定されている産業医の職務の中にも明記されています（**表30**）。

　職場復帰の転帰について、発症（あるいは増悪）と職場因子の関連が強い群で、順調に職場再適応する割合が高いという研究結果もあります[13]。これは、発症や増悪に影響した職場因子を同定し、改善することが当該労働者の円滑な職場復帰と職場再適応に寄与できることを示唆していると言えましょう。

表30　産業医の職務（労働安全衛生規則第14条）

> 次に掲げる事項で，医学に関する専門的知識を必要とするもの
> ・健康診断の実施及びその結果に基づく労働者の健康を保持するための措置に関すること
> ・長時間労働者（法で規定された）に対する面接指導等並びにこれらの結果に基づく労働者の健康を保持するための措置に関すること
> ・ストレスチェック並びにそれによる高ストレス者に対する面接指導の実施及びその結果に基づく労働者の健康を保持するための措置に関すること
> ・作業環境の維持管理に関すること
> ・作業の管理に関すること
> ・前各号に掲げるもののほか、労働者の健康管理に関すること
> ・健康教育、健康相談その他労働者の健康の保持増進を図るための措置に関すること
> ・衛生教育に関すること
> ・労働者の健康障害の原因の調査及び再発防止のための措置に関すること

７．特殊な例への対応

(1)　自殺未遂例

　当該労働者が発症から回復までの過程で自殺未遂をした事実が職場に知られた場合、上司や同僚は職場復帰支援にあたって、通常以上にストレスが高まる可能性があります。その場合には、自殺未遂は病状からもたらされたものであり、職場における対応は、他のメンタルヘルス不調による休業者の職場復帰支援と変わるところがないことを事前に伝え、産業保健スタッフがいつでも支援を行う用意があることも、あわせて強調したいものです。なお、部下から希死念慮を打ち明けられた場合に上司がとるべき対応については、日頃のメンタルヘルス教育の中で、ポイント（**表31**）を話題提供しておくとよいでしょう。

表31 メンタルヘルス教育に盛り込んでおきたい
「部下・同僚から希死念慮を打ち明けられた際の心得」

・すぐに相手の考えを否定しない
・気持ちを相手の立場に立って聴く～時間をつくることも重要
・解決の援助を行う用意があることを伝える
・専門家に相談することを勧める（同行する）
・キーパーソン（家族、親族、親友など）と連絡をとる
・産業保健スタッフと連携し、複数の人と協力して対応する
・ひとりにしない

　その一方で、産業保健スタッフは、当該労働者に対して、丁寧なフォローアップを行い、主治医との連携を続けて、本人の言動に変化がみられた場合には、速やかに情報提供を行うことが求められます。また、上司、人事労務担当者とともに、家族とも連携を図り、職場で行えることの内容とその限界について理解を求めておくことも重要です。

　自殺未遂の事実を産業保健スタッフ以外の職場関係者が知らない場合、それを産業保健スタッフから伝えるかどうかは難しい問題です。伝えたところで、上司や同僚に特別な対応を求めることはできず、彼らのストレスを高めることにしかならないであろうから、伝えるべきではないという考え方があります。他方、伝えられるのとそうでないのとでは、どうしても心構えや日頃の注意が異なってくるものであり、万が一、後日自殺が完遂され、後から未遂のあった事実を知らされるのでは、職場関係者に痛恨の思いが残る可能性があるといった考え方もあります。本人、家族の思い、主治医の意見を尊重しながら、当該職場のメンタルヘルスに関する理解度などを考慮して決定することになるでしょう。

⑵　労災認定例あるいはそれに準じる例

　最近、精神障害の労災認定例が増加しています（図25）。これは、平成11年9月に精神障害例が労災認定されるための要件を明記した「心理的負荷による精神障害等に係る業務上外の判断指針」、平成23年12月に「心理的負荷による精神障害の設定基準」が示されたことにも一部起因していると考えられます。精神疾患による休業は、多くの身体疾患に比べて、疾病休業期間が長くなりがちであり、企業が認めている期間を満了して、解雇要件の適用になる例もあります。しかし、労災認定例では、療養休業期間が3年に達し、かつ復職後30日間を経過する前は、労働基準法第19条および第81条により、解雇が禁じられていることなど、業務上外、すなわち私傷病扱いの例とは異なった対応が必要な面のあること（表32）に注意が必要です[2]。

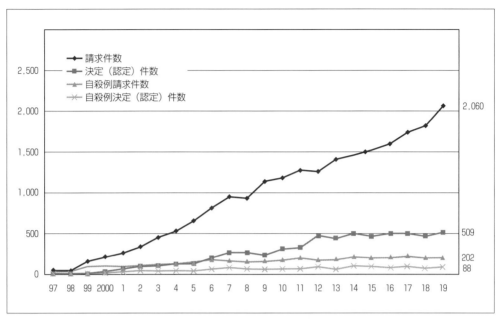

図25　精神障害の労災認定件数の年次推移

表32　労災事例における休業および職場復帰に関する留意点（文献2より）

・労働基準法、労災保険法の休業補償給付 など

・労働基準法の解雇制限
　－　「使用者は、労働者が業務上負傷し、又は疾病にかかり療養のために休業する期間及びその後
　　　30日間・・・は、解雇してはならない。ただし、使用者が第81条の規定によって打切補償を
　　　支払う場合又は天災事変その他やむを得ない事由のために事業の継続が不可能となった場合
　　　においては、この限りではない。」（労働基準法第19条）

・所定賃金の支払い義務
　－　使用者責任災害（≒業務上災害）により、労務不能状態に陥った労働者は、休業期間中、軽減
　　　勤務期間中、解雇後のいずれにあっても、所定賃金満額について請求債権を失わず、傷病手当
　　　金、失業手当金等の公的保険給付が支給された場合には、原則として、それとの差額が支払わ
　　　れるべき

（3）　職場復帰困難例

　どのように支援を工夫しても、休業を繰り返してしまう例があります。2度、3度と同
様の病状により休業を繰り返すと、上司や同僚のみならず、産業保健スタッフまで、病状
の再発・再燃の主因は本人にあると思い込みがちとなります。しかし、産業保健スタッフ
の役割として、人間関係や諸制度、組織形態などを含めた職場環境の評価と改善への寄与
は非常に重要なもののひとつです。安易な思い込みによりそれを怠るのであれば、自らの
職務を全うしないことに通じるという点を肝に銘じる必要があります。

　職場復帰時期や職場復帰後の就業管理などについて、前章の第5ステップに記したよう
な綿密な検討を行うことが求められます。

8．就業上の配慮の限界

　職場復帰後の労働者に対して、どのくらいの期間、どのような配慮が行えるかは、職場の諸事情によって異なります。前述したように、あらかじめそれらを明確にしておくとともに、復帰時期の決定の際にも考慮されるべきです。当該労働者の回復度に加え、職務内容や職位などによって妥当な配慮は異なるでしょうが、同一事業場内では、目立った不公平感が生じないように、留意することも求められます。

　「復職支援手引き」では、「疾病のり患を理由に休職した労働者の職場復帰の可否に関しては、さまざまな判例が出されている。このため、トラブルを防止するためにも、法律の専門家等と相談し、適切な対応を図ることが求められる。なお、これらの判例の中には、労働者と職種を限定した雇用契約を結んでいる場合と、職種を限定しない契約を結んでいる場合とで、異なった判断をしているものがある」と述べられています。

　これは、職種を限定しない雇用契約例では、従前の業務につけない状態であっても、事業場内の別の業務が可能であれば、職務転換を図る配慮をすべきとの判例があることを意味しています。ただ、職種を限定した雇用契約の場合であっても、休業期間満了時に元の業務を遂行できないものの、数か月後に可能になる見通しが立っていれば、その期間はさらに猶予すべきで、また業務遂行の訓練の場を与えるべきであるという判例があります。

9．クーリング期間について

　認められている休業期間内に職場復帰をし、一定期間勤務を続けると、その後再度休業する場合に、取得できる休業期間がリセットされる（一度も休業していない場合と同期間の休業が認められる）制度を採用している職場があります。この勤務期間をクーリング期間と言います。短期間でも職場復帰すれば、再休業の際にまた初回と同期間の休業が認められると、休業を繰り返し、実質的に勤務をほとんど行わない状態が長期にわたって続く例が生じることがあります。こうした事態では、職場のみならず当該労働者にとっても好ましいかどうか疑わしい場合もあり、クーリング期間の設定はそれに対して一定の抑止効果を持つと考えられます。しかし、その期間が長すぎると、中長期的にみた場合、その事業場で充分な職務遂行が期待できる労働者が退職を余儀なくされる例が生じる可能性もあることに注意が必要でしょう。

　8,000事業場を対象とした田中らの調査（回収率12.5％）では、61.1％の事業場がクーリング期間の制度を有しており、休業期間がリセットされるのに必要な勤務日数の平均は149.9日でした[14]。

　「復職支援手引き」では、クーリング期間、休業の最長保障期間およびその満了後に雇用契約の解除を行う場合には、「労働基準法や労働契約法等の関係法令上の制約に留意の上、労使の十分な協議によって決定するとともに、あらかじめ就業規則等に定め周知しておくことが望ましい」と記されています。

10. 障害者手帳に関して

　2006年より、障害者雇用の枠に精神障害者も入れることが可能（障害者雇用率制度に精神障害者も適用される）になり、2018年には法定障害者雇用率が引き上げられるとともに、雇用率の算定式に精神障害者を算入できるようになりました。長期にわたり業務遂行能力の大幅な低下により、雇用の継続が難しいと判断される労働者については、障害者枠での雇用も検討される余地があります。そのためには、障害者手帳の取得が必要となるのですが、それを産業保健スタッフや人事労務管理部門が強要してはなりません。詳しくは厚生労働省「プライバシーに配慮した障害者の把握・確認ガイドライン」（平成17年11月４日策定）を参照してください。

　また、障害者枠での雇用となった場合、当該労働者の業務遂行能力に関して、何ができて（あるいはできることが見込まれ）何ができないか、どのような職場環境が望ましいか（例えば、人数のあまり多くない職場が適している、安全面からひとり作業とならない部署がよい等）を、主治医との連携のもとに再検討することが望まれます。

11. 意見書の費用について

　職場が職場復帰支援にあたって当該労働者の主治医に意見書を求める際、費用が発生します。その費用を負担するのは本人か職場かについては、未だ意見が分かれています。休業診断書の延長であるという見地から本人負担としている事業場もあれば、その用途が主として人事労務管理（事業者の安全配慮義務を含む）であるという理由から職場負担としている事業場もあります。いずれにしても、労使の話し合いなどを経て規定しておくとともに、日頃から広く事業場内に周知しておくべきです。

文献

１）柳川行雄（2010）：職場復帰支援の基本的な考え方．中央労働災害防止協会編：心の健康 詳説 職場復帰支援の手引き．pp2-35，中央労働災害防止協会．

２）三柴丈典（2010）：職場復帰をめぐる法律上の諸問題〜法学者の立場から〜．中央労働災害防止協会編：心の健康 詳説 職場復帰支援の手引き．pp141-176，中央労働災害防止協会．

３）高瀬健一（2004）：公的職業リハビリテーション施設における取り組み．島悟編：こころの病からの職場復帰（「現代のエスプリ」別冊）．pp248-257，至文堂

４）五十嵐良雄（2009）：うつ病リワークプログラムの現代的意義．うつ病リワークプログラムのはじめ方．pp2-9，弘文堂．

５）阿部隆明（2009）：多様化したうつ病．中村純編．職場復帰のノウハウとスキル（専門医のための精神科臨床リュミエール），pp42-55，中山書店．

６）阿部隆明（2006）：うつ病の精神療法—未熟型うつ病．精神療法 32，293-299．

７）廣尚典，田中克俊（2011）：メンタルヘルス不調者の職場における対応のパターン化と支援活動の構造化に関する研究．労働安全衛生総合研究事業 職場における新たな精神疾患罹患労働者に対するメンタルヘルスのあり方に関する研究（研究代表者：廣尚典）

平成22年度総括・分担研究報告書．pp51-74.

8）尾崎紀夫（2006）：うつ病の職場復帰支援について．精神科臨床サービス 6，76-81.

9）広瀬徹也，橋本光則（2006）：躁うつ病—うつ病との相違点を中心に．精神科臨床サービス 6，82-85.

10）秋山剛（2005）：不安障害における職場復帰支援．労働安全衛生総合研究事業 うつ病を中心とした心の健康障害をもつ労働者の職場復帰および職場適応支援方策に関する研究（主任研究者：島悟）平成14年度〜平成16年度 総合研究報告書，pp203-212.

11）亀山知道（2006）：適応障害患者の職場復帰．精神科臨床サービス 6，96-101.

12）廣尚典（2005）：アルコール依存症例における職場復帰支援．労働安全衛生総合研究事業 うつ病を中心とした心の健康障害をもつ労働者の職場復帰および職場適応支援方策に関する研究（主任研究者：島悟）平成14年度〜平成16年度 総合研究報告書，pp213-223.

13）廣尚典（2004）：うつ病の職場復帰および職場再適応に影響を及ぼす因子に関する検討．労働安全衛生総合研究事業 うつ病を中心とした心の健康障害をもつ労働者の職場復帰および職場適応支援方策に関する研究（主任研究者：島悟）平成15年度 総括・分担研究報告書，pp35-49.

14）田中克俊，鎌田直樹他（2008）：職場復帰支援に関する職域のニーズ調査研究．こころの健康科学研究事業 リワークプログラムを中心とするうつ病の早期発見から職場復帰に至る包括的治療に関する研究（主任研究者：秋山剛）総括・分担研究報告書，pp99-118.

新しい働き方と職場復帰支援

　近年、ダブルワーク、副業、テレワークなど、従来にはみられることの少なかった働き方が注目され、広がってもきています。特に、2020年からの新型コロナウイルス感染症の世界的流行による社会的要請によって、在宅勤務を導入せざるを得なくなった、あるいはその範囲を広げることになった企業も数多くみられました。

　こうした働き方をしていた労働者が健康障害により休業したのち職場復帰する際には、その可否および復帰後の就業について、これまでとは異なった視点、留意点が必要になります。

　ダブルワークあるいは副業では、休業中に他の仕事を続けていては、病状の回復に影響しますし、それが同僚等に知れた場合、強い反発を生むでしょう。職場復帰後にも同様の問題が生じます。業務負荷の軽減や就業時間の調整が行われても、他の仕事により負荷がかかっていたのでは、そうした就業上の配慮の意味がなくなります。本人は、気分転換などという理由を口にするかも知れませんが、その場合にもそれが妥当なものかどうかは、主治医等を巻き込んだ話し合いが必要でしょうし、収入を伴う場合は、別の問題が生じる可能性もあります。

　コロナ禍では一定割合の労働者を在宅勤務とする企業が多くみられました。そうした状況下で、出社を伴う通常勤務は難しいが、在宅勤務であれば就労できるため職場復帰したいとの希望が出される事例があるようです。その場合、在宅勤務があくまで一時的、臨時的な勤務であると位置づけられ、労働者に周知されていれば、それを遂行できるからといって、職場復帰を認める必要はありません[1]。在宅での業務が実質的になんら以前の通常業務と変わらない場合や、在宅勤務が定常化するような場合には、在宅勤務による職場復帰に関する規程の類を整備しておいたほうがよいでしょう。

　在宅勤務での職場復帰を認めるにあたっては、再び不調をきたした場合に、早期にそれを把握し、適切な対応を行う手立てを考えることが求められます[1]。在宅勤務では、上司や産業保健スタッフが本人の不調に気づいて仕事の調整や主治医との連携を行うということができなかったり、遅れたりしがちです。すなわち、在宅勤務では、職場における勤務以上に本人による自己管理が必要であり、それが十分に可能か否かの見極めが必要となります。在宅勤務を認めるにしても、一旦は通勤を伴う勤務に就いてもらい、在宅勤務で行う予定の業務をこなせることや、かつ仕事の仕方や体調に関する自己管理に問題がないであろうことを確認する手続きをとるようにするなど、これまでにはなかった検討も必要になるでしょう。そうした対応のことは、就業や職場復帰についての規程類にも記しておくことが勧められます。

　また、勤務に一定の安定が確認でき、在宅勤務になった後のフォローアップについても検討が必要です。当面は、上司や産業保健スタッフとの面接の日だけ職場に出務する形が妥当でしょう。しかし、今後ICT（Information and Communication Technology）の産業保健への導入が進み、産業保健スタッフによる面接、保健指導などにおいてもその利用が一般的になれば、フォローアップについても、一部はそれを活用する選択肢も出てくると考えられます[2]。

文献

1）淀川亮，小島健一：在宅勤務と復職．https://jaohl.jp/（2021年1月1日閲覧）

2）江口尚：職場復帰後のメンタルヘルス不調労働者の再発予防のための産業保健スタッフ・上司・本人が情報交換するシステムの開発．労災疾病臨床研究事業 メンタルヘルス不調による休職者に対する科学的根拠に基づく新しい支援方策の開発 平成27年度総括・分担研究報告書（主任研究者 堤明純）．pp103-109.

おわりに

　初版のこの欄では、産業保健職の意識すべき重要事項として、現場の智恵を謙虚に学ぶことを提案しました。本書（改訂版）の結びでも、改めてそれを繰り返したいと思います。

　メンタルヘルス領域は、産業保健の中でもさまざまな方面から注目を集め続け、産業保健のみならず、臨床領域の学術学会でもシンポジウムや特別講演の類が数多く企画されています。（不謹慎な言い方ですが）ある種の「市場」としても、活況を呈していると言えましょう。そうした中で、産業保健職としては、よりしっかりと足元をみて、堅実な仕事をすることを意識する必要があるのではないでしょうか。

　好事例という言葉があります。好事例集といった書籍、小冊子も編まれています。その大半は、専門職が現場の対応に関して有益な介入をし、望ましい結果を得たという活動報告です。もちろん、そうしたものも、わかりやすくまとめられれば、実務家の参考になるところが多いでしょう。

　けれど私は、それだけでなく、よく現場を観察して、（われわれ産業保健職の）手がついていない事例、あるいは関わりを持ったものの細かい措置は現場に委ねた事例を丁寧に拾い上げる取り組みを推奨します。日々、多くの部下や同僚と仕事をともにしてきた方々は、われわれよりもはるかに多くの高ストレスや不調をきたした例に関わり、それらに対処してきた経験を有しています。熟練の立ち回りで問題を収束させてきたはずです。識者と呼ばれる人たちの口にする目新しい専門用語を追いかけるよりも、そのような活動のほうがはるかに得るところが多いでしょう。

　かつて「書を捨てよ、町へ出よう」といった文学者（演劇者）がいましたが、本書を読了くださったら、ぜひこれまで以上に現場に出てください。そしてその経験をもとに、本書の記述を修正したり加筆したりして、ご自身にとって使いやすいものに仕上げていただければと思います。

廣　　尚典

資料1

平成18年3月31日　健康保持増進のための指針公示第3号
改正 平成27年11月30日　健康保持増進のための指針公示第6号

労働者の心の健康の保持増進のための指針

1　趣旨

　労働者の受けるストレスは拡大する傾向にあり、仕事に関して強い不安やストレスを感じている労働者が半数を超える状況にある。また、精神障害等に係る労災補償状況をみると、請求件数、認定件数とも近年、増加傾向にある。このような中で、心の健康問題が労働者、その家族、事業場及び社会に与える影響は、今日、ますます大きくなっている。事業場において、より積極的に心の健康の保持増進を図ることは、労働者とその家族の幸せを確保するとともに、我が国社会の健全な発展という観点からも、非常に重要な課題となっている。

　本指針は、労働安全衛生法（昭和47年法律第57号）第70条の2第1項の規定に基づき、同法第69条第1項の措置の適切かつ有効な実施を図るための指針として、事業場において事業者が講ずる労働者の心の健康の保持増進のための措置（以下「メンタルヘルスケア」という。）が適切かつ有効に実施されるよう、メンタルヘルスケアの原則的な実施方法について定めるものである。

　事業者は、本指針に基づき、各事業場の実態に即した形で、ストレスチェック制度を含めたメンタルヘルスケアの実施に積極的に取り組むことが望ましい。

2　メンタルヘルスケアの基本的考え方

　ストレスの原因となる要因（以下「ストレス要因」という。）は、仕事、職業生活、家庭、地域等に存在している。心の健康づくりは、労働者自身が、ストレスに気づき、これに対処すること（セルフケア）の必要性を認識することが重要である。

　しかし、職場に存在するストレス要因は、労働者自身の力だけでは取り除くことができないものもあることから、労働者の心の健康づくりを推進していくためには、職場環境の改善も含め、事業者によるメンタルヘルスケアの積極的推進が重要であり、労働の場における組織的かつ計画的な対策の実施は、大きな役割を果たすものである。

　このため、事業者は、以下に定めるところにより、自らがストレスチェック制度を含めた事業場におけるメンタルヘルスケアを積極的に推進することを表明するとともに、衛生委員会又は安全衛生委員会（以下「衛生委員会等」という。）において十分調査審議を行い、メンタルヘルスケアに関する事業場の現状とその問題点を明確にし、その問題点を解決する具体的な実施事項等についての基本的な計画 以下「心の健康づくり計画」という。）を策定・実施するとともに、ストレスチェック制度の実施方法等に関する規程を策定し、制度の円滑な実施を図る必要がある。また、心の健康づくり計画の実施に当たっては、ストレスチェック制度の活用や職場環境等の改善を通じて、メンタルヘルス不調を未然に防止する「一次予防」、メンタルヘルス不調を早期に発見し、適切な措置を行う「二次予防」及びメンタルヘルス不調となった労働者の職場復帰の支援等を行う「三次予防」が円滑に行われるようにする必要がある。これらの取組においては、教育研修、情報提供及び「セルフケア」、「ラインによるケア」、「事業場内産業保健スタッフ等によるケア」並びに「事業場外資源によるケア」の4つのメンタルヘルスケアが継続的かつ計画的に行われるようにすることが重要である。

　さらに、事業者は、メンタルヘルスケアを推進するに当たって、次の事項に留意することが重要である。
　①　心の健康問題の特性
　　　心の健康については、客観的な測定方法が十分確立しておらず、その評価には労働者本人から心身

の状況に関する情報を取得する必要があり、さらに、心の健康問題の発生過程には個人差が大きく、そのプロセスの把握が難しい。また、心の健康は、すべての労働者に関わることであり、すべての労働者が心の問題を抱える可能性があるにもかかわらず、心の健康問題を抱える労働者に対して、健康問題以外の観点から評価が行われる傾向が強いという問題や、心の健康問題自体についての誤解や偏見等解決すべき問題が存在している。

② 労働者の個人情報の保護への配慮

メンタルヘルスケアを進めるに当たっては、健康情報を含む労働者の個人情報の保護及び労働者の意思の尊重に留意することが重要である。心の健康に関する情報の収集及び利用に当たっての、労働者の個人情報の保護への配慮は、労働者が安心してメンタルヘルスケアに参加できること、ひいてはメンタルヘルスケアがより効果的に推進されるための条件である。

③ 人事労務管理との関係

労働者の心の健康は、職場配置、人事異動、職場の組織等の人事労務管理と密接に関係する要因によって、大きな影響を受ける。メンタルヘルスケアは、人事労務管理と連携しなければ、適切に進まない場合が多い。

④ 家庭・個人生活等の職場以外の問題

心の健康問題は、職場のストレス要因のみならず家庭・個人生活等の職場外のストレス要因の影響を受けている場合も多い。また、個人の要因等も心の健康問題に影響を与え、これらは複雑に関係し、相互に影響し合う場合が多い。

3 衛生委員会等における調査審議

メンタルヘルスケアの推進に当たっては、事業者が労働者等の意見を聴きつつ事業場の実態に即した取組を行うことが必要である。また、心の健康問題に適切に対処するためには、産業医等の助言を求めることも必要である。このためにも、労使、産業医、衛生管理者等で構成される衛生委員会等を活用することが効果的である。労働安全衛生規則（昭和47年労働省令第32号）第22条において、衛生委員会の付議事項として「労働者の精神的健康の保持増進を図るための対策の樹立に関すること」が規定されており、4に掲げる心の健康づくり計画の策定はもとより、その実施体制の整備等の具体的な実施方策や個人情報の保護に関する規程等の策定等に当たっては、衛生委員会等において十分調査審議を行うことが必要である。

また、ストレスチェック制度に関しては、心理的な負担の程度を把握するための検査及び面接指導の実施並びに面接指導結果に基づき事業者が講ずべき措置に関する指針（平成27年４月15日心理的な負担の程度を把握するための検査等指針公示第１号。以下「ストレスチェック指針」という。）により、衛生委員会等においてストレスチェックの実施方法等について調査審議を行い、その結果を踏まえてストレスチェック制度の実施に関する規程を定めることとされていることから、ストレスチェック制度に関する調査審議とメンタルヘルスケアに関する調査審議を関連付けて行うことが望ましい。

なお、衛生委員会等の設置義務のない小規模事業場においても、4に掲げる心の健康づくり計画及びストレスチェック制度の実施に関する規程の策定並びにこれらの実施に当たっては、労働者の意見が反映されるようにすることが必要である。

4 心の健康づくり計画

メンタルヘルスケアは、中長期的視点に立って、継続的かつ計画的に行われるようにすることが重要であり、また、その推進に当たっては、事業者が労働者の意見を聴きつつ事業場の実態に則した取組を行うことが必要である。このため、事業者は、3に掲げるとおり衛生委員会等において十分調査審議を行い、心の健康づくり計画を策定することが必要である。心の健康づくり計画は、各事業場における労働安全衛生に関する計画の中に位置付けることが望ましい。

メンタルヘルスケアを効果的に推進するためには、心の健康づくり計画の中で、事業者自らが事業場に

おけるメンタルヘルスケアを積極的に推進することを表明するとともに、その実施体制を確立する必要がある。心の健康づくり計画の実施においては、実施状況等を適切に評価し、評価結果に基づき必要な改善を行うことにより、メンタルヘルスケアの一層の充実・向上に努めることが望ましい。心の健康づくり計画で定めるべき事項は次に掲げるとおりである。

①　事業者がメンタルヘルスケアを積極的に推進する旨の表明に関すること。
②　事業場における心の健康づくりの体制の整備に関すること。
③　事業場における問題点の把握及びメンタルヘルスケアの実施に関すること。
④　メンタルヘルスケアを行うために必要な人材の確保及び事業場外資源の活用に関すること。
⑤　労働者の健康情報の保護に関すること。
⑥　心の健康づくり計画の実施状況の評価及び計画の見直しに関すること。
⑦　その他労働者の心の健康づくりに必要な措置に関すること。

　なお、ストレスチェック制度は、各事業場の実情に即して実施されるメンタルヘルスケアに関する一次予防から三次予防までの総合的な取組の中に位置付けることが重要であることから、心の健康づくり計画において、その位置付けを明確にすることが望ましい。また、ストレスチェック制度の実施に関する規程の策定を心の健康づくり計画の一部として行っても差し支えない。

5　4つのメンタルヘルスケアの推進

　メンタルヘルスケアは、労働者自身がストレスや心の健康について理解し、自らのストレスを予防、軽減するあるいはこれに対処する「セルフケア」、労働者と日常的に接する管理監督者が、心の健康に関して職場環境等の改善や労働者に対する相談対応を行うる管理監督者が、心の健康に関して職場環境等の改善や労働者に対する相談対応を行う「ラインによるケア」、事業場内の産業医等事業場内産業保健スタッフ等が、事業場の心「ラインによるケア」、事業場内の産業医等事業場内産業保健スタッフ等が、事業場の心の健康づくり対策の提言を行うとともに、その推進を担いの健康づくり対策の提言を行うとともに、その推進を担い、また、労働者及び管理監督、また、労働者及び管理監督者を支援する「事業場内産業保健スタッフ等によるケア」及び事業場外の機関及び専門者を支援する「事業場内産業保健スタッフ等によるケア」及び事業場外の機関及び専門家を活用し、その支援を受ける「事業場外資源によるケア」の4つのケアが継続的かつ家を活用し、その支援を受ける「事業場外資源によるケア」の4つのケアが継続的かつ計画的に行われることが重要である。計画的に行われることが重要である。

(1)　セルフケア

　心の健康づくりを推進するためには、労働者自身がストレスに気づき、これに対処するための知識、方法を身につけ、それを実施することが重要である。ストレスに気づくためには、労働者がストレス要因に対するストレス反応や心の健康について理解するとともに、自らのストレスや心の健康状態について正しく認識できるようにする必要がある。

　このため、事業者は、労働者に対して、6(1)アに掲げるセルフケアに関する教育研修、情報提供を行い、心の健康に関する理解の普及を図るものとする。また、6(3)に掲げるところにより相談体制の整備を図り、労働者自身が管理監督者や事業場内産業保健スタッフ等に自発的に相談しやすい環境を整えるものとする。

　また、ストレスへの気付きを促すためには、ストレスチェック制度によるストレスチェックの実施が重要であり、特別の理由がない限り、すべての労働者がストレスチェックを受けることが望ましい。

　さらに、ストレスへの気付きのためには、ストレスチェックとは別に、随時、セルフチェックを行う機会を提供することも効果的である。

　また、管理監督者にとってもセルフケアは重要であり、事業者は、セルフケアの対象者として管理監督者も含めるものとする。

⑵　ラインによるケア

　　管理監督者は、部下である労働者の状況を日常的に把握しており、また、個々の職場における具体的なストレス要因を把握し、その改善を図ることができる立場にあることから、6⑵に掲げる職場環境等の把握と改善、6⑶に掲げる労働者からの相談対応を行うことが必要である。

　　このため、事業者は、管理監督者に対して、6⑴イに掲げるラインによるケアに関する教育研修、情報提供を行うものとする。

　　なお、業務を一時的なプロジェクト体制で実施する等、通常のライン によるケアが困難な業務形態にある場合には、実務において指揮命令系統の上位にいる者等によりケアが行われる体制を整えるなど、ラインによるケアと同等のケアが確実に実施されるようにするものとする。

⑶　事業場内産業保健スタッフ等によるケア

　　事業場内産業保健スタッフ等は、セルフケア及びラインによるケアが効果的に実施されるよう、労働者及び管理監督者に対する支援を行うとともに、心の健康づくり計画に基づく具体的なメンタルヘルスケアの実施に関する企画立案、メンタルヘルスに関する個人の健康情報の取扱い、事業場外資源とのネットワークの形成やその窓口となること等、心の健康づくり計画の実施に当たり、中心的な役割を果たすものである。

　　このため、事業者は、事業場内産業保健スタッフ等によるケアに関して、次の措置を講じるものとする。

①　6⑴ウに掲げる職務に応じた専門的な事項を含む教育研修、知識修得等の機会の提供を図ること。

②　メンタルヘルスケアに関する方針を明示し、実施すべき事項を委嘱又は指示すること。

③　6⑶に掲げる事業場内産業保健スタッフ等が、労働者の自発的相談やストレスチェック結果の通知を受けた労働者からの相談等を受けることができる制度及び体制を、それぞれの事業場内の実態に応じて整えること。

④　産業医等の助言、指導等を得ながら事業場のメンタルヘルスケアの推進の実務を担当する事業場内メンタルヘルス推進担当者を、事業場内産業保健スタッフ等の中から選任するよう努めること。事業場内メンタルヘルス推進担当者としては、衛生管理者等や常勤の保健師等から選任することが望ましいこと。ただし、事業場内メンタルヘルス推進担当者は、労働者のメンタルヘルスに関する個人情報を取り扱うことから、労働者について解雇、昇進又は異動に関して直接の権限を持つ監督的地位にある者（以下「人事権を有する者」という。）を選任することは適当でないこと。なお、ストレスチェック制度においては、労働安全衛生規則第52条の10第2項により、ストレスチェックを受ける労働者について人事権を有する者は、ストレスチェックの実施の事務に従事してはならないこととされていることに留意すること。

⑤　一定規模以上の事業場にあっては、事業場内に又は企業内に、心の健康づくり専門スタッフや保健師等を確保し、活用することが望ましいこと。

　　なお、事業者は心の健康問題を有する労働者に対する就業上の配慮について、事業場内産業保健スタッフ等に意見を求め、また、これを尊重するものとする。

　　メンタルヘルスケアに関するそれぞれの事業場内産業保健スタッフ等の役割は、主として以下のとおりである。なお、以下に掲げるもののほか、ストレスチェック制度における事業場内産業保健スタッフ等の役割については、ストレスチェック指針によることとする。

ア　産業医等

　　産業医等は、労働者の健康管理等を職務として担う者であるという面から、事業場の心の健康づくり計画の策定に助言、指導等を行い、これに基づく対策の実施状況を把握する。また、専門的な立場から、セルフケア及びラインによるケアを支援し、教育研修の企画及び実施、情報の収集及び提供、

助言及び指導等を行う。就業上の配慮が必要な場合には、事業者に必要な意見を述べる。専門的な相談・対応が必要な事例については、事業場外資源との連絡調整に、専門的な立場から関わる。さらに、ストレスチェック制度及び長時間労働者等に対する面接指導等の実施並びにメンタルヘルスに関する個人の健康情報の保護についても中心的役割を果たすことが望ましい。

イ　衛生管理者等

衛生管理者等は、心の健康づくり計画に基づき、産業医等の助言、指導等を踏まえて、具体的な教育研修の企画及び実施、職場環境等の評価と改善、心の健康に関する相談ができる雰囲気や体制づくりを行う。またセルフケア及びラインによるケアを支援し、その実施状況を把握するとともに、産業医等と連携しながら事業場外資源との連絡調整に当たることが効果的である。

ウ　保健師等

衛生管理者以外の保健師等は、産業医等及び衛生管理者等と協力しながら、セルフケア及びラインによるケアを支援し、教育研修の企画・実施、職場環境等の評価と改善、労働者及び管理監督者からの相談対応、保健指導等に当たる。

エ　心の健康づくり専門スタッフ

事業場内に心の健康づくり専門スタッフがいる場合には、事業場内産業保健スタッフと協力しながら、教育研修の企画・実施、職場環境等の評価と改善、労働者及び管理監督者からの専門的な相談対応等に当たるとともに、当該スタッフの専門によっては、事業者への専門的立場からの助言等を行うことも有効である。

オ　人事労務管理スタッフ

人事労務管理スタッフは、管理監督者だけでは解決できない職場配置、人事異動、職場の組織等の人事労務管理が心の健康に及ぼしている具体的な影響を把握し、労働時間等の労働条件の改善及び適正配置に配慮する。

(4)　事業場外資源によるケア

メンタルヘルスケアを行う上では、事業場が抱える問題や求めるサービスに応じて、メンタルヘルスケアに関し専門的な知識を有する各種の事業場外資源の支援を活用することが有効である。また、労働者が事業場内での相談等を望まないような場合にも、事業場外資源を活用することが効果的である。ただし、事業場外資源を活用する場合は、メンタルヘルスケアに関するサービスが適切に実施できる体制や、情報管理が適切に行われる体制が整備されているか等について、事前に確認することが望ましい。

また、事業場外資源の活用にあたっては、これに依存することにより事業者がメンタルヘルスケアの推進について主体性を失わないよう留意すべきである。このため、事業者は、メンタルヘルスケアに関する専門的な知識、情報等が必要な場合は、事業場内産業保健スタッフ等が窓口となって、適切な事業場外資源から必要な情報提供や助言を受けるなど円滑な連携を図るよう努めるものとする。また、必要に応じて労働者を速やかに事業場外の医療機関及び地域保健機関に紹介するためのネットワークを日頃から形成しておくものとする。

特に、小規模事業場においては、8に掲げるとおり、必要に応じて産業保健総合支援センターの地域窓口（地域産業保健センター）等の事業場外資源を活用することが有効である。

6　メンタルヘルスケアの具体的進め方

メンタルヘルスケアは、5に掲げる4つのケアを継続的かつ計画的に実施することが基本であるが、具

体的な推進に当たっては、事業場内の関係者が相互に連携し、以下の取組を積極的に推進することが効果的である。

(1) **メンタルヘルスケアを推進するための教育研修・情報提供**

事業者は、4つのケアが適切に実施されるよう、以下に掲げるところにより、それぞれの職務に応じ、メンタルヘルスケアの推進に関する教育研修・情報提供を行うよう努めるものとする。この際には、必要に応じて事業場外資源が実施する研修等への参加についても配慮するものとする。

なお、労働者や管理監督者に対する教育研修を円滑に実施するため、事業場内に教育研修担当者を計画的に育成することも有効である。

ア　労働者への教育研修・情報提供

事業者は、セルフケアを促進するため、管理監督者を含む全ての労働者に対して、次に掲げる項目等を内容とする教育研修、情報提供を行うものとする。

① メンタルヘルスケアに関する事業場の方針
② ストレス及びメンタルヘルスケアに関する基礎知識
③ セルフケアの重要性及び心の健康問題に対する正しい態度
④ ストレスへの気づき方
⑤ ストレスの予防、軽減及びストレスへの対処の方法
⑥ 自発的な相談の有用性
⑦ 事業場内の相談先及び事業場外資源に関する情報

イ　管理監督者への教育研修・情報提供

事業者は、ラインによるケアを促進するため、管理監督者に対して、次に掲げる項目等を内容とする教育研修、情報提供を行うものとする。

① メンタルヘルスケアに関する事業場の方針
② 職場でメンタルヘルスケアを行う意義
③ ストレス及びメンタルヘルスケアに関する基礎知識
④ 管理監督者の役割及び心の健康問題に対する正しい態度
⑤ 職場環境等の評価及び改善の方法
⑥ 労働者からの相談対応（話の聴き方、情報提供及び助言の方法 等）
⑦ 心の健康問題により休業した者の職場復帰への支援の方法
⑧ 事業場内産業保健スタッフ等との連携及びこれを通じた事業場外資源との連携の方法
⑨ セルフケアの方法
⑩ 事業場内の相談先及び事業場外資源に関する情報
⑪ 健康情報を含む労働者の個人情報の保護等

ウ　事業場内産業保健スタッフ等への教育研修・情報提供

事業者は、事業場内産業保健スタッフ等によるケアを促進するため、事業場内産業保健スタッフ等に対して、次に掲げる項目等を内容とする教育研修、情報提供を行うものとする。

また、産業医、衛生管理者、事業場内メンタルヘルス推進担当者、保健師等、各事業場内産業保健スタッフ等の職務に応じて専門的な事項を含む教育研修、知識修得等の機会の提供を図るものとする。

① メンタルヘルスケアに関する事業場の方針
② 職場でメンタルヘルスケアを行う意義
③ ストレス及びメンタルヘルスケアに関する基礎知識

④　事業場内産業保健スタッフ等の役割及び心の健康問題に対する正しい態度
⑤　職場環境等の評価及び改善の方法
⑥　労働者からの相談対応（話の聴き方、情報提供及び助言の方法等）
⑦　職場復帰及び職場適応の支援、指導の方法
⑧　事業場外資源との連携（ネットワークの形成）の方法
⑨　教育研修の方法
⑩　事業場外資源の紹介及び利用勧奨の方法
⑪　事業場の心の健康づくり計画及び体制づくりの方法
⑫　セルフケアの方法
⑬　ラインによるケアの方法
⑭　事業場内の相談先及び事業場外資源に関する情報
⑮　健康情報を含む労働者の個人情報の保護等

(2)　職場環境等の把握と改善

　労働者の心の健康には、作業環境、作業方法、労働者の心身の疲労の回復を図るための施設及び設備等、職場生活で必要となる施設及び設備等、労働時間、仕事の量と質、パワーハラスメントやセクシュアルハラスメント等職場内のハラスメントを含む職場の人間関係、職場の組織及び人事労務管理体制、職場の文化や風土等の職場環境等が影響を与えるものであり、職場レイアウト、作業方法、コミュニケーション、職場組織の改善などを通じた職場環境等の改善は、労働者の心の健康の保持増進に効果的であるとされている。このため、事業者は、メンタルヘルス不調の未然防止を図る観点から職場環境等の改善に積極的に取り組むものとする。また、事業者は、衛生委員会等における調査審議や策定した心の健康づくり計画を踏まえ、管理監督者や事業場内産業保健スタッフ等に対し、職場環境等の把握と改善の活動を行いやすい環境を整備するなどの支援を行うものとする。

ア　職場環境等の評価と問題点の把握

　職場環境等を改善するためには、まず、職場環境等を評価し、問題点を把握することが必要である。
　このため、事業者は、管理監督者による日常の職場管理や労働者からの意見聴取の結果を通じ、また、ストレスチェック結果の集団ごとの分析の結果や面接指導の結果等を活用して、職場環境等の具体的問題点を把握するものとする。
　事業場内産業保健スタッフ等は、職場環境等の評価と問題点の把握において中心的役割を果たすものであり、職場巡視による観察、労働者及び管理監督者からの聞き取り調査、産業医、保健師等によるストレスチェック結果の集団ごとの分析の実施又は集団ごとの分析結果を事業場外資源から入手する等により、定期的又は必要に応じて、職場内のストレス要因を把握し、評価するものとする。

イ　職場環境等の改善

　事業者は、アにより職場環境等を評価し、問題点を把握した上で、職場環境のみならず勤務形態や職場組織の見直し等の様々な観点から職場環境等の改善を行うものとする。具体的には、事業場内産業保健スタッフ等は、職場環境等の評価結果に基づき、管理監督者に対してその改善を助言するとともに、管理監督者と協力しながらその改善を図り、また、管理監督者は、労働者の労働の状況を日常的に把握し、個々の労働者に過度な長時間労働、疲労、ストレス、責任等が生じないようにする等、労働者の能力、適性及び職務内容に合わせた配慮を行うことが重要である。
　また、事業者は、その改善の効果を定期的に評価し、効果が不十分な場合には取組方法を見直す等、対策がより効果的なものになるように継続的な取組に努めるものとする。これらの改善を行う際には、必要に応じて、事業場外資源の助言及び支援を求めることが望ましい。

なお、職場環境等の改善に当たっては、労働者の意見を踏まえる必要があり、労働者が参加して行う職場環境等の改善手法等を活用することも有効である。

(3) メンタルヘルス不調への気付きと対応

　メンタルヘルスケアにおいては、ストレス要因の除去又は軽減や労働者のストレス対処などの予防策が重要であるが、これらの措置を実施したにもかかわらず、万一、メンタルヘルス不調に陥る労働者が発生した場合は、その早期発見と適切な対応を図る必要がある。

　このため、事業者は、個人情報の保護に十分留意しつつ、労働者、管理監督者、家族等からの相談に対して適切に対応できる体制を整備するものとする。さらに、相談等により把握した情報を基に、労働者に対して必要な配慮を行うこと、必要に応じて産業医や事業場外の医療機関につないでいくことができるネットワークを整備するよう努めるものとする。

ア　労働者による自発的な相談とセルフチェック

　事業者は、労働者によるメンタルヘルス不調への気付きを促進するため、事業場の実態に応じて、その内部に相談に応ずる体制を整備する、事業場外の相談機関の活用を図る等、労働者が自ら相談を行えるよう必要な環境整備を行うものとする。この相談体制については、ストレスチェック結果の通知を受けた労働者に対して、相談の窓口を広げ、相談しやすい環境を作るために重要であること。また、5(1)に掲げたとおり、ストレスへの気付きのために、随時、セルフチェックを行うことができる機会を提供することも効果的である。

イ　管理監督者、事業場内産業保健スタッフ等による相談対応等

　管理監督者は、日常的に、労働者からの自発的な相談に対応するよう努める必要がある。特に、長時間労働等により疲労の蓄積が認められる労働者、強度の心理的負荷を伴う出来事を経験した労働者、その他特に個別の配慮が必要と思われる労働者から、話を聞き、適切な情報を提供し、必要に応じ事業場内産業保健スタッフ等や事業場外資源への相談や受診を促すよう努めるものとする。

　事業場内産業保健スタッフ等は、管理監督者と協力し、労働者の気付きを促して、保健指導、健康相談等を行うとともに、相談等により把握した情報を基に、必要に応じて事業場外の医療機関への相談や受診を促すものとする。また、事業場内産業保健スタッフ等は、管理監督者に対する相談対応、メンタルヘルスケアについても留意する必要がある。

　なお、心身両面にわたる健康保持増進対策（ＴＨＰ）を推進している事業場においては、心理相談を通じて、心の健康に対する労働者の気づきと対処を支援することが重要である。また、運動指導、保健指導等のＴＨＰにおけるその他の指導においても、積極的にストレスや心の健康問題を取り上げることが効果的である。

ウ　労働者個人のメンタルヘルス不調を把握する際の留意点

　事業場内産業保健スタッフ等が労働者個人のメンタルヘルス不調等の労働者の心の健康に関する情報を把握した場合には、本人に対してその結果を提供するとともに、本人の同意を得て、事業者に対して把握した情報のうち就業上の措置に必要な情報を提供することが重要であり、事業者は提供を受けた情報に基づいて必要な配慮を行うことが重要である。ただし、事業者がストレスチェック結果を含む労働者の心の健康に関する情報を入手する場合には、労働者本人の同意を得ることが必要であり、また、事業者は、その情報を、労働者に対する健康確保上の配慮を行う以外の目的で使用してはならない。

　さらに、労働安全衛生法に基づく健康診断、ストレスチェック制度における医師による面接指導及び一定時間を超える長時間労働を行った労働者に対する医師による面接指導等により、労働者のメン

タルヘルス不調が認められた場合における、事業場内産業保健スタッフ等のとるべき対応についてあらかじめ明確にしておくことが必要である。

エ　労働者の家族による気づきや支援の促進

労働者に日常的に接している家族は、労働者がメンタルヘルス不調に陥った際に最初に気づくことが少なくない。また、治療勧奨、休業中、職場復帰時及び職場復帰後のサポートなど、メンタルヘルスケアに大きな役割を果たす。

このため、事業者は、労働者の家族に対して、ストレスやメンタルヘルスケアに関する基礎知識、事業場のメンタルヘルス相談窓口等の情報を社内報や健康保険組合の広報誌等を通じて提供することが望ましい。また、事業者は、事業場に対して家族から労働者に関する相談があった際には、事業場内産業保健スタッフ等が窓口となって対応する体制を整備するとともに、これを労働者やその家族に周知することが望ましい。

⑷　職場復帰における支援

メンタルヘルス不調により休業した労働者が円滑に職場復帰し、就業を継続できるようにするため、事業者は、その労働者に対する支援として、次に掲げる事項を適切に行うものとする。
① 　衛生委員会等において調査審議し、産業医等の助言を受けながら職場復帰支援プログラムを策定すること。職場復帰支援プログラムにおいては、休業の開始から通常業務への復帰に至るまでの一連の標準的な流れを明らかにするとともに、それに対応する職場復帰支援の手順、内容及び関係者の役割等について定めること。
② 　職場復帰支援プログラムの実施に関する体制や規程の整備を行い、労働者に周知を図ること。
③ 　職場復帰支援プログラムの実施について、組織的かつ計画的に取り組むこと。
④ 　労働者の個人情報の保護に十分留意しながら、事業場内産業保健スタッフ等を中心に労働者、管理監督者がお互いに十分な理解と協力を行うとともに、労働者の主治医との連携を図りつつ取り組むこと。

なお、職場復帰支援における専門的な助言や指導を必要とする場合には、それぞれの役割に応じた事業場外資源を活用することも有効である。

7　メンタルヘルスに関する個人情報の保護への配慮

メンタルヘルスケアを進めるに当たっては、健康情報を含む労働者の個人情報の保護に配慮することが極めて重要である。メンタルヘルスに関する労働者の個人情報は、健康情報を含むものであり、その取得、保管、利用等において特に適切に保護しなければならないが、その一方で、メンタルヘルス不調の労働者への対応に当たっては、労働者の上司や同僚の理解と協力のため、当該情報を適切に活用することが必要となる場合もある。

健康情報を含む労働者の個人情報の保護に関しては、個人情報の保護に関する法律（平成15年法律第57号）及び関連する指針等が定められており、個人情報を事業の用に供する個人情報取扱事業者に対して、個人情報の利用目的の公表や通知、目的外の取扱いの制限、安全管理措置、第三者提供の制限などを義務づけている。また、個人情報取扱事業者以外の事業者であって健康情報を取り扱う者は、健康情報が特に適正な取扱いの厳格な実施を確保すべきものであることに十分留意し、その適正な取扱いの確保に努めることとされている。さらに、ストレスチェック制度における健康情報の取扱いについては、ストレスチェック指針において、事業者は労働者の健康情報を適切に保護することが求められている。事業者は、これらの法令等を遵守し、労働者の健康情報の適正な取扱いを図るものとする。

(1) 労働者の同意

メンタルヘルスケアを推進するに当たって、労働者の個人情報を主治医等の医療職や家族から取得する際には、事業者はあらかじめこれらの情報を取得する目的を労働者に明らかにして承諾を得るとともに、これらの情報は労働者本人から提出を受けることが望ましい。

また、健康情報を含む労働者の個人情報を医療機関等の第三者へ提供する場合も、原則として本人の同意が必要である。ただし、労働者の生命や健康の保護のために緊急かつ重要であると判断される場合は、本人の同意を得ることに努めたうえで、必要な範囲で積極的に利用すべき場合もあることに留意が必要である。その際、産業医等を選任している事業場においては、その判断について相談することが適当である。

なお、これらの個人情報の取得又は提供の際には、なるべく本人を介して行うことが望ましく、その際には、個別に同意を得る必要がある。

また、ストレスチェック制度によるストレスチェックを実施した場合、医師、保健師等のストレスチェックの実施者は、労働者の同意がない限り、その結果を事業者に提供してはならない。

(2) 事業場内産業保健スタッフによる情報の加工

事業場内産業保健スタッフは、労働者本人や管理監督者からの相談対応の際などメンタルヘルスに関する労働者の個人情報が集まることとなるため、次に掲げるところにより、個人情報の取扱いについて特に留意する必要がある。

①　産業医等が、相談窓口や面接指導等により知り得た健康情報を含む労働者の個人情報を事業者に提供する場合には、提供する情報の範囲と提供先を健康管理や就業上の措置に必要な最小限のものとすること。

②　産業医等は、当該労働者の健康を確保するための就業上の措置を実施するために必要な情報が的確に伝達されるように、集約・整理・解釈するなど適切に加工した上で提供するものとし、診断名、検査値、具体的な愁訴の内容等の加工前の情報又は詳細な医学的情報は提供してはならないこと。

(3) 健康情報の取扱いに関する事業場内における取り決め

健康情報の保護に関して、医師や保健師等については、法令で守秘義務が課されており、また、労働安全衛生法では、健康診断、長時間労働者に対する面接指導又はストレスチェック及びその結果に基づく面接指導の実施に関する事務を取り扱う者に対する守秘義務を課している。しかしながら、メンタルヘルスケアの実施においては、これら法令で守秘義務が課される者以外の者が法令に基づく取組以外の機会に健康情報を含む労働者の個人情報を取り扱うこともあることから、事業者は、衛生委員会等での審議を踏まえ、これらの個人情報を取り扱う者及びその権限、取り扱う情報の範囲、個人情報管理責任者の選任、個人情報を取り扱う者の守秘義務等について、あらかじめ事業場内の規程等により取り決めることが望ましい。

さらに、事業者は、これら個人情報を取り扱うすべての者を対象に当該規程等を周知するとともに、健康情報を慎重に取り扱うことの重要性や望ましい取扱い方法についての教育を実施することが望ましい。

8　心の健康に関する情報を理由とした不利益な取扱いの防止

(1) 事業者による労働者に対する不利益取扱いの防止

事業者が、メンタルヘルスケア等を通じて労働者の心の健康に関する情報を把握した場合において、その情報は当該労働者の健康確保に必要な範囲で利用されるべきものであり、事業者が、当該労働者の健康の確保に必要な範囲を超えて、当該労働者に対して不利益な取扱いを行うことはあってはならない。

このため、労働者の心の健康に関する情報を理由として、以下に掲げる不利益な取扱いを行うことは、一般的に合理的なものとはいえないため、事業者はこれらを行ってはならない。なお、不利益な取扱いの理由が労働者の心の健康に関する情報以外のものであったとしても、実質的にこれに該当するとみなされる場合には、当該不利益な取扱いについても、行ってはならない。
① 解雇すること。
② 期間を定めて雇用される者について契約の更新をしないこと。
③ 退職勧奨を行うこと。
④ 不当な動機・目的をもってなされたと判断されるような配置転換又は職位（役職）の変更を命じること。
⑤ その他の労働契約法等の労働関係法令に違反する措置を講じること。

(2) 派遣先事業者による派遣労働者に対する不利益取扱いの防止

次に掲げる派遣先事業者による派遣労働者に対する不利益な取扱いについては、一般的に合理的なものとはいえないため、派遣先事業者はこれを行ってはならない。なお、不利益な取扱いの理由がこれ以外のものであったとしても、実質的にこれに該当するとみなされる場合には、当該不利益な取扱いについても行ってはならない。
① 心の健康に関する情報を理由とする派遣労働者の就業上の措置について、派遣元事業者からその実施に協力するよう要請があったことを理由として、派遣先事業者が、当該派遣労働者の変更を求めること。
② 本人の同意を得て、派遣先事業者が派遣労働者の心の健康に関する情報を把握した場合において、これを理由として、医師の意見を勘案せず又は当該派遣労働者の実情を考慮せず、当該派遣労働者の変更を求めること。

9 小規模事業場におけるメンタルヘルスケアの取組の留意事項

常時使用する労働者が50人未満の小規模事業場では、メンタルヘルスケアを推進するに当たって、必要な事業場内産業保健スタッフが確保できない場合が多い。このような事業場では、事業者は、衛生推進者又は安全衛生推進者を事業場内メンタルヘルス推進担当者として選任するとともに、地域産業保健センター等の事業場外資源の提供する支援等を積極的に活用し取り組むことが望ましい。また、メンタルヘルスケアの実施に当たっては、事業者はメンタルヘルスケアを積極的に実施することを表明し、セルフケア、ラインによるケアを中心として、実施可能なところから着実に取組を進めることが望ましい。

10 定義

本指針において、以下に掲げる用語の意味は、それぞれ次に定めるところによる。
① ライン
　日常的に労働者と接する、職場の管理監督者（上司その他労働者を指揮命令する者）をいう。
② 産業医等
　産業医その他労働者の健康管理等を行うのに必要な知識を有する医師をいう。
③ 衛生管理者等
　衛生管理者、衛生推進者及び安全衛生推進者をいう。
④ 事業場内産業保健スタッフ
　産業医等、衛生管理者等及び事業場内の保健師等をいう。
⑤ 心の健康づくり専門スタッフ
　精神科・心療内科等の医師、精神保健福祉士、心理職等をいう。
⑥ 事業場内産業保健スタッフ等

事業場内産業保健スタッフ及び事業場内の心の健康づくり専門スタッフ、人事労務管理スタッフ等をいう。

⑦　事業場外資源

　　事業場外でメンタルヘルスケアへの支援を行う機関及び専門家をいう。

⑧　メンタルヘルス不調

　　精神および行動の障害に分類される精神障害や自殺のみならず、ストレスや強い悩み、不安など、労働者の心身の健康、社会生活および生活の質に影響を与える可能性のある精神的および行動上の問題を幅広く含むものをいう。

⑨　ストレスチェック

　　労働安全衛生法第66条の10に基づく心理的な負担の程度を把握するための検査をいう。

⑩　ストレスチェック制度

　　ストレスチェック及びその結果に基づく面接指導の実施、集団ごとの集計・分析等、労働安全衛生法第66条の10に係る事業場における一連の取組全体をいう。

資料2

平成16年10月
改訂 平成21年３月
改訂 平成24年７月

心の健康問題により休業した労働者の職場復帰支援の手引き

1　趣旨

(1)　趣旨

　　職場復帰のための対策については、平成16年10月に「心の健康問題により休業した労働者の職場復帰支援の手引き」（以下「手引き」という。）が公表され、心の健康問題により休業した労働者の職場復帰支援のための事業場向けマニュアルとして活用されてきた。

　　その後、平成18年の改正労働安全衛生法令に基づき、衛生委員会等の調査審議事項に「労働者の精神的健康の保持増進を図るための対策の樹立に関すること」が追加され、また、「労働者の心の健康の保持増進のための指針」（以下「メンタルヘルス指針」という。）が策定されるなど、職場におけるメンタルヘルス対策の推進が図られてきたところである。

　　一方、心の健康問題により休業している労働者が増加しているとする調査結果や休業後の職場復帰支援がスムーズに進まないという調査結果等もあり、職場復帰支援に関する社会的関心が高まっている。

　　このようなことから、厚生労働省からの委託により中央労働災害防止協会に設置された「心の健康問題により休業した労働者の職場復帰支援のための方法等に関する検討委員会」において、労働者の職場復帰支援に関する新たな経験や知見等を踏まえ、より円滑な職場復帰を支援するために事業者によって行われることが望ましい事項等について検討がなされ、「手引き」の改訂が行われた。

(2)　職場復帰支援の基本的考え方

ア　職場復帰支援プログラム

　　心の健康問題で休業している労働者が円滑に職場に復帰し、業務が継続できるようにするためには、休業の開始から通常業務への復帰までの流れをあらかじめ明確にしておく必要がある。

　　事業者は本手引きを参考にしながら衛生委員会等において調査審議し、産業医等の助言を受け、個々の事業場の実態に即した形で、事業場職場復帰支援プログラム（以下「職場復帰支援プログラム」という。）を以下の要領で策定し、それが組織的かつ計画的に行われるよう積極的に取り組むことが必要である。

・職場復帰支援プログラムには、職場復帰支援の標準的な流れを明らかにするとともに、それに対応する手順、内容及び関係者の役割等について定める。
・職場復帰支援プログラムを円滑に実施するために必要な関連規程等や体制の整備を行う。
・職場復帰支援プログラム、関連規程等及び体制については、労働者、管理監督者及び事業場内産業保健スタッフ等に対し、教育研修の実施等により十分周知する。

イ　職場復帰支援プラン

　　実際の職場復帰支援では、職場復帰支援プログラムに基づき、支援対象となる個々の労働者ごとに具体的な職場復帰支援プランを作成する。その上で、労働者のプライバシーに十分配慮しながら、事業場内産業保健スタッフ等を中心に、労働者、管理監督者が互いに十分な理解と協力を行うとともに、主治医との連携を図りつつ取り組む。

ウ　主治医との連携等

　　心の健康問題がどの様な状態であるかの判断は多くの事業場にとって困難であること、心の健康問題を抱えている労働者への対応はケースごとに柔軟に行う必要があることから、主治医との連携が重要となる。

　　また、職場復帰支援においては、職場配置、処遇、労働条件、社内勤務制度、雇用契約等の適切な運用を行う必要があることから人事労務管理スタッフが重要な役割を担うことに留意する必要がある（なお、本手引きにおいて、事業場内産業保健スタッフ等には、人事労務管理スタッフが含まれている。）。

(3)　職場復帰支援に当たって留意すべき事項

　　職場復帰支援に当たっては、特に以下の点について留意する必要がある。

・心の健康問題の特性として、健康問題以外の観点から評価が行われる傾向が強いという問題や、心の健康問題自体についての誤解や偏見等解決すべき問題が存在していることに留意の上、心の健康問題を抱える労働者への対応を行う必要があること。

・事業場においては、計画的にストレス及びメンタルヘルスケアに関する基礎知識や心の健康問題に対する正しい態度など、メンタルヘルスケアを推進するための教育研修・情報提供を行うことが重要であること。

・職場復帰支援をスムーズに進めるためには、休業していた労働者とともに、その同僚や管理監督者に対する過度の負担がかからないように配慮する必要があること。

・家族の理解や協力も重要であることから、家族に対して必要な情報を提供する等の支援が望まれること。

(4)　本手引きの適用に当たっての留意点

　　本手引きには、実際の職場復帰に当たり、事業者が行う職場復帰支援の内容が総合的に示されている。

　　本手引きが対象とする労働者は、心の健康問題で休業した全ての労働者であるが、第3ステップ以降の職場復帰に関しては、医学的に業務に復帰するのに問題がない程度に回復した労働者（すなわち軽減又は配慮された一定レベルの職務を遂行でき、かつ、想定される仕事をすることが治療上支障にならないと医学的に判断されるもの。）を対象としている。

　　なお、本手引きの基本的な記述においては、心の健康問題として、治療によって比較的短期に寛解するものが想定されている。その他の心の健康問題については、異なる対応をとる必要がある場合もあることに留意するとともに、主治医との連携が重要となる。手引きの趣旨をその事業場の状況に活かすためには、これらのことを念頭においた上で、事業者の判断と責任の下で、どのように対応すべきかが十分に検討されて行われるべきである。

　　また、職場復帰支援の具体的な手法については、本手引きによるほか、公開されている様々な文献、事例集、報告書、研修会等を活用・参考にすることが望まれる。

2　職場復帰支援の流れ

　　本手引きによる職場復帰支援の流れは、病気休業開始から職場復帰後のフォローアップまでの次の5つのステップからなっている（図参照）。事業者は本手引きを参考にしながら、個々の事業場の実態に即した職場復帰支援プログラムを策定することが重要である。

〈第1ステップ〉

　　病気休業開始及び休業中のケアの段階であり、「労働者からの診断書（病気休業診断書）の提出」、「管理監督者によるケア及び事業場内産業保健スタッフ等によるケア」、「病気休業期間中の労働者の安心感の醸成のための対応」及び「その他」で構成される。

〈第2ステップ〉

　　主治医による職場復帰可能の判断の段階であり、「労働者からの職場復帰の意思表示と職場復帰可能の

判断が記された診断書の提出」、「産業医等による精査」及び「主治医への情報提供」で構成される。

〈第3ステップ〉

　職場復帰の可否の判断及び職場復帰支援プランの作成の段階であり、「情報の収集と評価」、「職場復帰の可否についての判断」及び「職場復帰支援プランの作成」で構成される。

〈第4ステップ〉

　最終的な職場復帰の決定の段階であり、「労働者の状態の最終確認」、「就業上の配慮等に関する意見書の作成」、「事業者による最終的な職場復帰の決定」及び「その他」で構成される。

〈第5ステップ〉

　職場復帰後のフォローアップの段階であり、「疾患の再燃・再発、新しい問題の発生等の有無の確認」、「勤務状況及び業務遂行能力の評価」、「職場復帰支援プランの実施状況の確認」、「治療状況の確認」、「職場復帰支援プランの評価と見直し」、「職場環境等の改善等」及び「管理監督者、同僚等への配慮等」で構成される。

図　職場復帰支援の流れ

〈第1ステップ〉病気休業開始及び休業中のケア

ア　病気休業開始時の労働者からの診断書（病気休業診断書）の提出
イ　管理監督者によるケア及び事業場内産業保健スタッフ等によるケア
ウ　病気休業期間中の労働者の安心感の醸成のための対応
エ　その他

↓

〈第2ステップ〉主治医による職場復帰可能の判断

ア　労働者からの職場復帰の意思表示と職場復帰可能の判断が記された診断書の提出
イ　産業医等による精査
ウ　主治医への情報提供

↓

〈第3ステップ〉職場復帰の可否の判断及び職場復帰支援プランの作成

ア　情報の収集と評価
　(ア)　労働者の職場復帰に対する意思の確認
　(イ)　産業医等による主治医からの意見収集
　(ウ)　労働者の状態等の評価
　(エ)　職場環境等の評価
　(オ)　その他
イ　職場復帰の可否についての判断
ウ　職場復帰支援プランの作成
　(ア)　職場復帰日
　(イ)　管理監督者による就業上の配慮
　(ウ)　人事労務管理上の対応
　(エ)　産業医等による医学的見地からみた意見
　(オ)　フォローアップ
　(カ)　その他

↓

〈第4ステップ〉 最終的な職場復帰の決定
ア　労働者の状態の最終確認
イ　就業上の配慮等に関する意見書の作成
ウ　事業者による最終的な職場復帰の決定
エ　その他

↓

職場復帰

↓

〈第5ステップ〉 職場復帰後のフォローアップ
ア　疾患の再燃・再発、新しい問題の発生等の有無の確認
イ　勤務状況及び業務遂行能力の評価
ウ　職場復帰支援プランの実施状況の確認
エ　治療状況の確認
オ　職場復帰支援プランの評価と見直し
カ　職場環境等の改善等
キ　管理監督者、同僚等への配慮等

3　職場復帰支援の各ステップ

(1)　病気休業開始及び休業中のケ〈第1ステップ〉

ア　病気休業開始時の労働者からの診断書（病気休業診断書）の提出

　　病気休業の開始においては、主治医によって作成された診断書を労働者より管理監督者等に提出してもらう。診断書には病気休業を必要とする旨の他、職場復帰の準備を計画的に行えるよう、必要な療養期間の見込みについて明記してもらうことが望ましい。

イ　管理監督者によるケア及び事業場内産業保健スタッフ等によるケア

　　管理監督者等は、病気休業診断書が提出されたことを、人事労務管理スタッフ及び事業場内産業保健スタッフに連絡する。休業を開始する労働者に対しては、療養に専念できるよう安心させると同時に、休業中の事務手続きや職場復帰支援の手順についての説明を行う。

　　管理監督者及び事業場内産業保健スタッフ等は、必要な連絡事項及び職場復帰支援のためにあらかじめ検討が必要な事項について労働者に連絡を取る。場合によっては労働者の同意を得た上で主治医と連絡を取ることも必要となる。

ウ　病気休業期間中の労働者の安心感の醸成のための対応

　　病気休業期間中においても、休業者に接触することが望ましい結果をもたらすこともある。その場合は、精神的な孤独、復職できるかという不安、今後のキャリア等で本人が不安に感じていることに関して、十分な情報を提供することが重要である。

　　また、不安や悩みなどを相談できる場を設けることも重要である。この場合、事業場内の相談体制や事業場外の相談機関、地域の相談制度等で利用できるものについて、情報提供をすることも考えられる。

　　特に、本人が安心して療養できるようにするためには、休業中の経済的・将来的な不安を軽減するための配慮を行うことが重要である。事業場で設けている仕組みの活用や、また、例えば、傷病手当

金制度その他の公的支援制度、公的又は民間の職場復帰支援サービスなどの利用について、関係機関等が作成しているパンフレットを渡すなどにより、事業者が本人に対して手続きに関する情報を提供することや、場合によっては利用への支援を行うことなどが望まれる。精神保健福祉センター等を活用（連携・紹介）するなどの方法も考えられる。

　休業者との接触のタイミングは職場復帰支援プログラムの策定の際に検討しておくことが望ましい。例えば、診断書や傷病手当金申請書の提出のタイミングに行うと、本人への負担が軽減されることがある。ただし、実際の接触に当たっては、必要な連絡事項（個人情報の取得のために本人の了解をとる場合を含む。）などを除き、主治医と連絡をとった上で実施する。また、状況によっては主治医を通して情報提供をすることも考えられる。

エ　その他

　以下の場合については、労働基準法や労働契約法等の関係法令上の制約に留意の上、労使の十分な協議によって決定するとともに、あらかじめ就業規則等に定め周知しておくことが望ましい。

・私傷病による休業の最長（保障）期間、クーリング期間（休業の最長（保障）期間を定めている場合で、一旦職場復帰してから再び同一理由で休業するときに、休業期間に前回の休業期間を算入しないために必要な、職場復帰から新たな休業までの期間）等を定める場合
・休業期間の最長（保障）期間満了後に雇用契約の解除を行う場合

(2)　**主治医による職場復帰可能の判断〈第２ステップ〉**

　休業中の労働者から職場復帰の意思が伝えられると、事業者は労働者に対して主治医による職場復帰可能の判断が記された診断書（復職診断書）を提出するよう伝える。診断書には就業上の配慮に関する主治医の具体的な意見を含めてもらうことが望ましい。

　ただし現状では、主治医による診断書の内容は、病状の回復程度によって職場復帰の可能性を判断していることが多く、それはただちにその職場で求められる業務遂行能力まで回復しているか否かの判断とは限らないことにも留意すべきである。また、労働者や家族の希望が含まれている場合もある。そのため、主治医の判断と職場で必要とされる業務遂行能力の内容等について、産業医等が精査した上で採るべき対応について判断し、意見を述べることが重要となる。（３−⑶ア（イ）参照）

　また、より円滑な職場復帰支援を行う上で、職場復帰の時点で求められる業務遂行能力はケースごとに多様なものであることから、あらかじめ主治医に対して職場で必要とされる業務遂行能力の内容や社内勤務制度等に関する情報を提供した上で、就業が可能であるという回復レベルで復職に関する意見書を記入するよう依頼することが望ましい。（６−⑴参照）

(3)　**職場復帰の可否の判断及び職場復帰支援プランの作成〈第３ステップ〉**

　安全でスムーズな職場復帰を支援するためには、最終的な職場復帰決定の手続きの前に、必要な情報の収集と評価を行った上で職場復帰の可否を適切に判断し、さらに職場復帰支援プランを準備しておくことが必要である。このプロセスは、本手引きで示す職場復帰支援の手続きにおいて中心的な役割を果たすものであり、事業場内産業保健スタッフ等を中心に、管理監督者、当該労働者の間で十分に話し合い、よく連携しながら進めていく必要がある。

　また、心の健康づくり専門スタッフが配置された事業場においては、これらの専門スタッフが、より専門的な立場から、他の事業場内産業保健スタッフ等をサポートすることが望まれる。

　産業医が選任されていない50人未満の小規模事業場においては、人事労務管理スタッフ及び管理監督者等、又は衛生推進者若しくは安全衛生推進者が、主治医との連携を図りながら、また地域産業保健センター、労災病院勤労者メンタルヘルスセンター等の事業場外資源を活用しながら検討を進めていくことが必要である。

ケースによっては、最終的な職場復帰の決定までのプロセスを同時にまとめて検討することも可能であるが、通常、職場復帰の準備にはある程度の時間を要することが多いため、職場復帰前の面談等は、実際の職場復帰までに十分な準備期間を設定した上で計画・実施することが望ましい。

　職場復帰の可否及び職場復帰支援プランに関する話し合いの結果については、「職場復帰支援に関する面談記録票」（様式例２）等を利用して記録にまとめ、事業場内産業保健スタッフ等や管理監督者等の関係者がその内容を互いに確認しながらその後の職場復帰支援を進めていくことが望ましい。

ア　情報の収集と評価

　職場復帰の可否については、労働者及び関係者から必要な情報を適切に収集し、様々な視点から評価を行いながら総合的に判断することが大切である。家族を含めた第三者からの個人情報の収集については、労働者のプライバシーに十分配慮することが重要なポイントとなる。情報の収集と評価の具体的内容を以下に示す。

　なお、事業場外の職場復帰支援サービスや医療リハビリテーション等を利用している場合には、その状況等も有効な情報である。

㋐　労働者の職場復帰に対する意思の確認

　a　労働者の職場復帰の意思及び就業意欲の確認
　b　職場復帰支援プログラムについての説明と同意

㋑　産業医等による主治医からの意見収集

　診断書に記載されている内容だけでは十分な職場復帰支援を行うのが困難な場合、産業医等は労働者の同意を得た上で、下記㋒のa及びbの判断を行うに当たって必要な内容について主治医からの情報や意見を積極的に収集する。この際には、「職場復帰支援に関する情報提供依頼書」（様式例１）等を用いるなどして、労働者のプライバシーに十分配慮しながら情報交換を行うことが重要である。

㋒　労働者の状態等の評価

　a　治療状況及び病状の回復状況の確認
　　(a)　今後の通院治療の必要性及び治療状況についての概要の確認
　　(b)　業務遂行（自ら自動車等を運転しての通勤を含む。）に影響を及ぼす症状や薬の副作用の有無
　　(c)　休業中の生活状況
　　(d)　その他職場復帰に関して考慮すべき問題点など
　b　業務遂行能力についての評価
　　(a)　適切な睡眠覚醒リズムの有無
　　(b)　昼間の眠気の有無（投薬によるものを含む。）
　　(c)　注意力・集中力の程度
　　(d)　安全な通勤の可否
　　(e)　日常生活における業務と類似した行為の遂行状況と、それによる疲労の回復具合（読書やコンピュータ操作が一定の時間集中してできること、軽度の運動ができること等）
　　(f)　その他家事・育児、趣味活動等の実施状況など
　c　今後の就業に関する労働者の考え
　　(a)　希望する復帰先
　　(b)　希望する就業上の配慮の内容や期間
　　(c)　その他管理監督者、人事労務管理スタッフ、事業場内産業保健スタッフに対する意見や希望（職場の問題点の改善や勤務体制の変更、健康管理上の支援方法など）
　d　家族からの情報
　　可能であれば、必要に応じて家庭での状態（病状の改善の程度、食事・睡眠・飲酒等の生活習

慣など）についての情報
(エ)　職場環境等の評価
　　a　業務及び職場との適合性
　　　(a)　業務と労働者の能力及び意欲・関心との適合性
　　　(b)　職場の同僚や管理監督者との人間関係など
　　b　作業管理や作業環境管理に関する評価
　　　(a)　業務量（作業時間、作業密度など）や質（要求度、困難度など）等の作業管理の状況
　　　(b)　作業環境の維持・管理の状況
　　　(c)　業務量の時期的な変動や、不測の事態に対する対応の状況
　　　(d)　職場復帰時に求められる業務遂行能力の程度（自動車の運転等危険を伴う業務の場合は投薬等による影響にも留意する。）
　　c　職場側による支援準備状況
　　　(a)　復帰者を支える職場の雰囲気やメンタルヘルスに関する理解の程度
　　　(b)　実施可能な就業上の配慮（業務内容や業務量の変更、就業制限等）
　　　(c)　実施可能な人事労務管理上の配慮（配置転換・異動、勤務制度の変更等）
(オ)　その他
　　その他、職場復帰支援に当たって必要と思われる事項について検討する。また、治療に関する問題点や、本人の行動特性、家族の支援状況など職場復帰の阻害要因となりうる問題点についても整理し、その支援策について検討する。

イ　職場復帰の可否についての判断

　アの「情報の収集と評価」の結果をもとに、復帰後に求められる業務が可能かどうかについて、主治医の判断やこれに対する産業医等の医学的な考え方も考慮して判断を行う。この判断は、事業場内産業保健スタッフ等を中心に行われるが、職場環境等に関する事項については、管理監督者等の意見を十分に考慮しながら総合的に行われなければならない。
　産業医が選任されていない50人未満の小規模事業場においては、人事労務管理スタッフ及び管理監督者等、又は衛生推進者若しくは安全衛生推進者が、主治医及び地域産業保健センター、労災病院勤労者メンタルヘルスセンター等の事業場外資源を活用しながら判断を行う。

ウ　職場復帰支援プランの作成

　職場復帰が可能と判断された場合には、職場復帰支援プランを作成する。通常、元の就業状態に戻すまでにはいくつかの段階を設定しながら経過をみる。職場復帰支援プランの作成に当たってはそれぞれの段階に応じた内容及び期間の設定を行う必要がある。また、各段階ごとに求められる水準（例えば、定時勤務が可能、職場内での仕事に関する意思疎通が可能、顧客との折衝が可能など）も明記する。
　労働者には、きちんとした計画に基づき着実に職場復帰を進めることが、職場復帰後に長期に安定して働けるようになることにつながることの十分な理解を促す。
　また、本人の希望のみによって職場復帰支援プランを決定することが円滑な職場復帰につながるとは限らないことに留意し、主治医の判断等に対する産業医等の医学的な意見を踏まえた上で、総合的に判断して決定するよう気をつける必要がある。
　なお、職場においてどの程度までの就業上の配慮をすべきかの判断材料として、産業医等はその職場で求められる業務遂行能力を見極めた上で、主治医からの情報等に基づき、労働者がどこまで業務遂行能力を回復しているか判断することも求められる。
　職場復帰支援プラン作成の際に検討すべき内容について下記に示す。

(ア) 職場復帰日

復帰のタイミングについては、労働者の状態や職場の受入れ準備状況の両方を考慮した上で総合的に判断する必要がある。

(イ) **管理監督者による就業上の配慮**

a 業務でのサポートの内容や方法

b 業務内容や業務量の変更

c 段階的な就業上の配慮（残業・交替勤務・深夜業務等の制限又は禁止、就業時間短縮など）

d 治療上必要なその他の配慮（診療のための外出許可）など

(ウ) **人事労務管理上の対応等**

a 配置転換や異動の必要性

b 本人の病状及び業務の状況に応じて、フレックスタイム制度や裁量労働制度等の勤務制度変更の可否及び必要性

c その他、段階的な就業上の配慮（出張制限、業務制限（危険作業、運転業務、高所作業、窓口業務、苦情処理業務等の禁止又は免除）、転勤についての配慮）の可否及び必要性

(エ) **産業医等による医学的見地からみた意見**

a 安全配慮義務に関する助言

b その他、職場復帰支援に関する意見

(オ) **フォローアップ**

a 管理監督者によるフォローアップの方法

b 事業場内産業保健スタッフ等によるフォローアップの方法（職場復帰後のフォローアップ面談の実施方法等）

c 就業制限等の見直しを行うタイミング

d 全ての就業上の配慮や医学的観察が不要となる時期についての見通し

(カ) **その他**

a 職場復帰に際して労働者が自ら責任を持って行うべき事項

b 試し出勤制度等がある場合はその利用についての検討

c 事業場外資源が提供する職場復帰支援サービス等の利用についての検討

(4) 最終的な職場復帰の決定〈第4ステップ〉

職場復帰の可否についての判断及び職場復帰支援プランの作成を経て、事業者としての最終的な職場復帰の決定を行う。また、職場復帰の可否の決定に当たっては、労働者にとってもきわめて重要なものであり、また、私法（契約法）上の制約を受けることにも留意の上、社内手続きに従い、適正に行われるべきである。

この際、産業医等が選任されている事業場においては、産業医等が職場復帰に関する意見及び就業上の配慮等についてとりまとめた「職場復帰に関する意見書」（様式例3）等をもとに関係者間で内容を確認しながら手続きを進めていくことが望ましい。

ア 労働者の状態の最終確認

疾患の再燃・再発の有無、回復過程における症状の動揺の様子等について最終的な確認を行う。

イ 就業上の配慮等に関する意見書の作成

産業医等は、就業に関する最終的な措置等をとりまとめて、「職場復帰に関する意見書」（様式例3）等を作成する。

ウ　事業者による最終的な職場復帰の決定

　　上記イの「職場復帰に関する意見書」等で示された内容について管理監督者、人事労務管理スタッフの確認を経た上で、事業者による最終的な職場復帰の決定を行い、労働者に対して通知するとともに、就業上の配慮の内容についても併せて通知する。管理監督者、事業場内産業保健スタッフ等は、「職場復帰に関する意見書」等の写しを保管し、その内容を確認しながら、それぞれの実施事項を、責任を持って遂行するようにする。

　　なお、職場復帰支援として実施する就業上の配慮は、当該労働者の健康を保持し、円滑な職場復帰を目的とするものであるので、この目的に必要な内容を超えた措置を講ずるべきではない。

エ　その他

　　職場復帰についての事業場の対応や就業上の配慮の内容等については、労働者を通じて主治医に的確に伝わるようにすることが重要である。書面による場合は「職場復帰及び就業上の配慮に関する情報提供書」（様式例４）等の書面を利用するとよい。こういった情報交換は、産業医等が主治医と連携を図りながら職場復帰後のフォローアップをスムーズに行うために大切なポイントである。

　　なお、職場復帰に当たり人事労務管理上の配慮を行う上で処遇の変更を行う場合は、処遇の変更及び変更後の処遇の内容について、あらかじめ就業規則に定める等ルール化しておくとともに、実際の変更は、合理的な範囲とすること、また、本人にその必要性について十分な説明を行うことがトラブルの防止につながる。

（5）　職場復帰後のフォローアップ〈第５ステップ〉

　　心の健康問題には様々な要因が複雑に重なり合っていることが多いため、職場復帰の可否の判断や職場復帰支援プランの作成には多くの不確定要素が含まれることが少なくない。また、たとえ周到に職場復帰の準備を行ったとしても、実際には様々な事情から当初の計画通りに職場復帰が進まないこともある。そのため職場復帰支援においては、職場復帰後の経過観察とプランの見直しも重要となってくる。

　　職場復帰後は、管理監督者による観察と支援の他、事業場内産業保健スタッフ等による定期的又は就業上の配慮の更新時期等に合わせたフォローアップを実施する必要がある。フォローアップのための面談においては、下記のアからキまでに示す事項を中心に労働者及び職場の状況につき労働者本人及び管理監督者から話を聞き、適宜職場復帰支援プランの評価や見直しを行っていく。

　　さらに、本人の就労意識の確保のためにも、あらかじめ、フォローアップには期間の目安を定め、その期間内に通常のペースに戻すように目標を立てること、また、その期間は、主治医と連携を図ることにより、病態や病状に応じて、柔軟に定めることが望ましい。

　　なお、心の健康問題は再燃・再発することも少なくないため、フォローアップ期間を終えた後も、再発の予防のため、就業上の配慮についての慎重な対応（職場や仕事の変更等）や、メンタルヘルス対策の重要性が高いことに留意すべきである。

ア　疾患の再燃・再発、新しい問題の発生等の有無の確認

　　フォローアップにおいては、疾患の再燃・再発についての早期の気づきと迅速な対応が不可欠である。事業場内産業保健スタッフ等と管理監督者は、労働者の状態の変化について適切なタイミングで対応できるよう日頃から連携を図っておく必要がある。

イ　勤務状況及び業務遂行能力の評価

　　職場復帰の様子を評価するのに重要な視点であり、労働者の意見だけでなく管理監督者からの意見も合わせて客観的な評価を行う必要がある。

　　職場復帰後に、突発的な休業等が職場復帰決定時に想定していた程度を超えるような場合は、事業

場内産業保健スタッフ等が面接を行い、主治医と連携をとりながら、適切な対応を検討すべきである。

ウ　職場復帰支援プランの実施状況の確認
　職場復帰支援プランが計画通りに実施されているかについての確認を行う。予定通り実施されていない場合には、関係者間で再調整を図る必要がある。

エ　治療状況の確認
　通院状況や、治療の自己中断等をしていないか、また現在の病状や、今後の見通しについての主治医の意見を労働者から聞き、必要に応じて労働者の同意を得た上で主治医との情報交換を行う。
　その場合には、主治医から就業上の配慮についての見直しのための意見を、治癒又は就業上の配慮が解除されるまで、提出してもらうことが望ましい。

オ　職場復帰支援プランの評価と見直し
　様々な視点から現行の職場復帰支援プランについての評価を行う。何らかの問題が生じた場合には、関係者間で連携しながら職場復帰支援プランの変更を行う必要がある。

カ　職場環境等の改善等
　職場復帰する労働者が、よりストレスを感じることの少ない職場づくりをめざして作業環境、作業方法などの物理的な環境のみならず、労働時間管理（長時間労働や突発的な時間外労働の発生等）、人事労務管理（人材の能力・適性・人間関係等を考えた人材配置等）、仕事の方法（サポート体制・裁量権の程度等）等、労働者のメンタルヘルスに影響を与え得る職場環境等の評価と改善を検討することも望まれる。また、これら職場環境等の評価と改善は、管理監督者や同僚等の心の健康の保持増進にとっても重要である。
　職場環境等の改善等のために、「職業性ストレス簡易調査票」、「快適職場調査（ソフト面）」、「メンタルヘルスアクションチェックリスト」等の活用も考えられる。

キ　管理監督者、同僚等への配慮等
　職場復帰する労働者への配慮や支援を行う管理監督者や同僚等に、過度の負担がかかることがないように配慮することが望ましい。
　また、管理監督者、同僚等に対し、心の健康問題や、自殺の予防と対応に関する知識を含め、ラインケア、セルフケアを促進するための教育研修・情報提供を行うことが望ましい。（6－(6)参照）
　円滑な職場復帰には、家族によるサポートも重要となる。しかし、本人の心の健康問題が家族に強い心理的負担を与えていることもあり、一方で、職場復帰に強い不安と期待を持っていることも多い。このため、心の健康問題や職場復帰に関する情報提供や家族からの相談対応など、事業場として可能な支援を行うことも望ましい。なお、職場復帰の最終的な決定に当たっては、本人の同意を得た上で家族から情報を得ることも効果的な場合がある。

4　管理監督者及び事業場内産業保健スタッフ等の役割
(1)　管理監督者
　管理監督者は、事業場内産業保健スタッフ等と協力しながら職場環境等の問題点を把握し、それらの改善を図ることで職場復帰支援における就業上の配慮を履行する。また、復帰後の労働者の状態についても事業場内産業保健スタッフ等と協力しながら注意深い観察を行っていく。人事労務管理上の問題については人事労務管理スタッフと連携して適切な対応を図っていく。（6－(6)参照）

⑵　**事業場内産業保健スタッフ等**
　ア　人事労務管理スタッフ
　　人事労務管理スタッフは、人事労務管理上の問題点を把握し、職場復帰支援に必要な労働条件の改善や、配置転換、異動等についての配慮を行う。職場復帰支援においては、産業医等や他の事業場内産業保健スタッフ等と連携しながらその手続きが円滑に進むよう調整を行う。

　イ　産業医等
　　産業医等は、職場復帰支援における全ての過程で、管理監督者及び人事労務担当者の果たす機能を専門的な立場から支援し、必要な助言及び指導を行う。特に、労働者の診療を担当している主治医との連携を密にし、情報交換や医療的な判断においては、専門的立場から中心的な役割を担う。労働者や主治医から知り得た情報についてはプライバシーに配慮しながら、関係者間で取り扱うべき情報について調整を行い、就業上の配慮が必要な場合には事業者に必要な意見を述べる立場にある。

　ウ　衛生管理者等
　　衛生管理者等は、産業医等の助言、指導等を踏まえて、職場復帰支援が円滑に行われるよう労働者に対するケア及び管理監督者のサポートを行う。また、必要に応じて人事労務管理スタッフや事業場外資源との連絡調整にあたる。
　　なお、これらを実施する衛生管理者等については、メンタルヘルス対策全体に関係することが望ましい。メンタルヘルス指針に基づき「事業場内メンタルヘルス推進担当者」を選任している場合は、当該者にこれらの職務を行わせることが望ましい。
　　また、50人未満の小規模事業場においては、衛生推進者又は安全衛生推進者は、労働者、管理監督者及び主治医と連携し、地域産業保健センター、労災病院勤労者メンタルヘルスセンター等の事業場外資源を活用しながら、職場復帰支援に関する業務を担当する。

　エ　保健師等
　　保健師等は、産業医等及び衛生管理者等と協力しながら労働者に対するケア及び管理監督者に対する支援を行う。

　オ　心の健康づくり専門スタッフ
　　事業場内に心の健康づくり専門スタッフがいる場合には、これらの専門スタッフは他の事業場内産業保健スタッフ等をより専門的な立場から支援する。

5　プライバシーの保護
　職場復帰支援において扱われる労働者の健康情報等のほとんどが、労働者のプライバシーに関わるものである。労働者の健康情報等は個人情報の中でも特に機微な情報であり、厳格に保護されるべきものである。とりわけメンタルヘルスに関する健康情報等は慎重な取扱いが必要である。また、周囲の「気づき情報」は、当該提供者にとっても個人情報であり慎重な取扱いが必要となる。事業者は労働者の健康情報等を適正に取り扱い、労働者のプライバシーの保護を図らなければならない。

⑴　**情報の収集と労働者の同意等**
　　職場復帰支援において取り扱う労働者の健康情報等の内容は必要最小限とし、職場復帰支援と事業者の安全配慮義務の履行を目的とした内容に限定すべきである。
　　労働者の健康情報等を主治医や家族から収集するに際しては、あらかじめ、利用目的とその必要性を明らかにして本人の承諾を得るとともに、これらの情報は労働者本人から提出を受けることが望ましい。

そうすることによって、プライバシーを保護するとともに、労働者が事業者に不信感を持ったり、トラブルが発生したり、またその結果として職場復帰が円滑に進まなくなること等を防止することにつながる。また、労働者の健康情報等を第三者へ提供する場合も原則として本人の同意が必要である。これらの同意は、包括的、黙示ではなく、個別に明示の同意を得ることが望ましい。

このような場合に備えて、あらかじめ衛生委員会等の審議を踏まえて、労働者の同意の取り方やその基本的な項目や手続き等を定めておくとともに、労働者に周知しておくことが望ましい。

なお、心の健康問題の症状によっては日常の細かな選択や決定に大きなストレスを伴うこと等もあり、同意の諾否の選択を求めるに当たっては一定の配慮が必要である。

⑵　情報の集約・整理

労働者の健康情報等についてはそれを取り扱う者とその権限を明確にし、職場復帰支援に関わる者がそれぞれの責務を遂行する上で必要な範囲の情報に限定して取り扱うことを原則とすべきである。特に、メンタルヘルスに関する健康情報等のうち、心の健康問題を示す疾患名は誤解や偏見を招きやすいことから、特に慎重な取扱いが必要である。

このことからも、労働者の健康情報が産業医等その他あらかじめ定められた特定の部署において一元的に管理され、業務上必要であると判断される限りで、事業場の中で、これらの情報を必要とする者に提供される体制が望ましい。この場合、当該部署は専門的な立場からこれらの情報を集約・整理・解釈するなど適切に加工し、労働者のプライバシーが守られた状態で関係者間の情報交換が可能になるよう、調整役として機能する必要がある。

⑶　情報の漏洩等の防止

健康情報等については、労働者等の安全や健康への配慮等、相当な目的がある場合に活用されるべきである。この点については、個々のケースに照らし、その利用の必要性と情報漏洩等の防止の要請を比較して、適切な判断がなされる必要がある。とくに産業医に対して、非専属である場合を含め、情報提供が行われないために、必要な職務が行われなくなるようなことがないよう留意する必要がある。

ただし、事業者は、労働者の健康情報等の漏洩等の防止措置を厳重に講ずる必要がある。また、健康情報等を取り扱う者に対して、その責務と必要性を認識させ、具体的な健康情報等の保護措置に習熟させるため、必要な教育及び研修を行う必要がある。さらに、事業場外資源である外部機関を活用する場合には、当該機関に対して、労働者のプライバシーの保護が図られるよう、必要かつ適切な方策を講じる必要がある。

⑷　情報の取り扱いルールの策定

事業者は、職場復帰支援プログラムに関する規程及び体制の整備を図るに当たって、健康情報等の取扱いに関して、衛生委員会等の審議を踏まえて一定のルールを策定するとともに、関連する文書の書式、取扱い、保管方法等について定めるとともに関係者に周知しておく必要がある。

⑸　個人情報の保護に関する法令・指針等の遵守

個人情報の保護、個人情報の適正な取扱い、健康情報を取り扱うに当たっての留意事項等に関しては、個人情報の保護に関する法律や、「雇用管理に関する個人情報の適正な取扱いを確保するために事業者が講ずべき措置に関する指針」など同法に基づく告示等が制定されている。また、労働者の健康情報の保護に関して、「雇用管理に関する個人情報のうち健康情報を取り扱うに当たっての留意事項について」などが示されている。事業者はこれらの趣旨及び内容を十分に理解し、これらを遵守し、労働者の健康情報の適正な取扱いを図らなければならない。

6 その他職場復帰支援に関して検討・留意すべき事項

(1) 主治医との連携の仕方

主治医との連携に当たっては、事前に当該労働者への説明と同意を得ておく必要がある。

また、主治医に対し、事業場内産業保健スタッフ等や管理監督者それぞれの立場や役割、病気休業・試し出勤制度等・就業上の配慮などの職場復帰支援に関する事業場の規則、プライバシーに関する事項、事業場で本人に求められる業務の状況について十分な説明を行うことが必要である。また、事業者が把握している休業者・復職者の不安や悩み等について説明を行うことも望ましい。

その際、労働者本人の職場復帰を支援する立場を基本として必要な情報交換が行われるように努める。ここで必要な情報とは、職場復帰支援に関して職場で配慮すべき内容を中心とし、それに関係する者の理解を得るために必要とされる病態や機能に関する最小限の情報である。具体的な疾患名は、必ずしもこれに含まれない。状況によっては、主治医及び本人を含めた３者面談を行うことも考えられる。

特に産業医等は専門的な立場からより詳細な情報を収集できる立場にあるが、主治医とスムーズなコミュニケーションが図れるよう精神医学や心身医学に関する基礎的な知識を習得していることが必要となる。

また、「職場復帰支援に関する情報提供依頼書」（様式例１）等を用いて主治医に情報提供を依頼する場合や、直接主治医との連絡や面会を行う場合、その費用負担についても、事前に主治医との間で取り決めておく必要がある。

(2) 職場復帰可否の判断基準

職場復帰可否について定型的な判断基準を示すことは困難であり、個々のケースに応じて総合的な判断を行わなければならない。労働者の業務遂行能力が職場復帰時には未だ病前のレベルまでは完全に改善していないことも考慮した上で、職場の受け入れ制度や態勢と組み合わせながら判断する。

職場復帰判断基準の例として、労働者が職場復帰に対して十分な意欲を示し、通勤時間帯に一人で安全に通勤ができること、会社が設定している勤務日に勤務時間の就労が継続して可能であること、業務に必要な作業（読書、コンピュータ作業、軽度の運動等）をこなすことができること、作業等による疲労が翌日までに十分回復していること等の他、適切な睡眠覚醒リズムが整っていること、昼間の眠気がないこと、業務遂行に必要な注意力・集中力が回復していること等が挙げられよう。

次項に掲げる試し出勤制度等が整備されている場合や、事業場外の職場復帰支援サービス等が利用可能な場合には、これらを利用することにより、より実際的な判断が可能となることが多い。

ただし、疾病のり患を理由に休職した労働者の職場復帰の可否に関しては、さまざまな判例が出されている。このため、トラブルを防止するためにも、法律の専門家等と相談し、適切な対応を図ることが求められる。なお、これらの判例の中には、労働者と職種を限定した雇用契約を結んでいる場合と、職種を限定しない契約を結んでいる場合とで、異なった判断をしているものがある。

(3) 試し出勤制度等

社内制度として、正式な職場復帰の決定の前に、以下の①から③までの例に示すような試し出勤制度等を設けている場合、より早い段階で職場復帰の試みを開始することができ、早期の復帰に結びつけることが期待できる。また、長期に休業している労働者にとっては、就業に関する不安の緩和に寄与するとともに、労働者自身が実際の職場において自分自身及び職場の状況を確認しながら復帰の準備を行うことができるため、より高い職場復帰率をもたらすことが期待される。

① 模擬出勤：職場復帰前に、通常の勤務時間と同様な時間帯において、短時間又は通常の勤務時間で、デイケア等で模擬的な軽作業やグループミーティング等を行ったり、図書館などで時間を過ごす。

② 通勤訓練：職場復帰前に、労働者の自宅から職場の近くまで通常の出勤経路で移動を行い、そのまま又は職場付近で一定時間を過ごした後に帰宅する。

③ 試し出勤：職場復帰前に、職場復帰の判断等を目的として、本来の職場などに試験的に一定期間継続して出勤する。

ただし、この制度の導入に当たっては、この間の処遇や災害が発生した場合の対応、人事労務管理上の位置づけ等について、あらかじめ労使間で十分に検討しておくとともに、一定のルールを定めておく必要がある。なお、作業について使用者が指示を与えたり、作業内容が業務（職務）に当たる場合などには、労働基準法等が適用される場合がある（災害が発生した場合は労災保険給付が支給される場合がある）ことや賃金等について合理的な処遇を行うべきことに留意する必要がある。

また、この制度の運用に当たっては、産業医等も含めてその必要性を検討するとともに、主治医からも試し出勤等を行うことが本人の療養を進める上での支障とならないとの判断を受けることが必要である。

さらに、これらの制度が事業場の側の都合でなく労働者の職場復帰をスムーズに行うことを目的として運用されるよう留意すべきである。

特に、③の試し出勤については、具体的な職場復帰決定の手続きの前に、その判断等を目的として行うものであることを踏まえ、その目的を達成するために必要な時間帯・態様、時期・期間等に限るべきであり、いたずらに長期にわたることは避けること。

(4) 職場復帰後における就業上の配慮等
ア 「まずは元の職場への復帰」の原則

職場復帰に関しては元の職場（休職が始まったときの職場）へ復帰させることが多い。これは、たとえより好ましい職場への配置転換や異動であったとしても、新しい環境への適応にはやはりある程度の時間と心理的負担を要するためであり、そこで生じた負担が疾患の再燃・再発に結びつく可能性が指摘されているからである。これらのことから、職場復帰に関しては「まずは元の職場への復帰」を原則とし、今後配置転換や異動が必要と思われる事例においても、まずは元の慣れた職場で、ある程度のペースがつかめるまで業務負担を軽減しながら経過を観察し、その上で配置転換や異動を考慮した方がよい場合が多いと考えられる。

ただし、これはあくまでも原則であり、異動等を誘因として発症したケースにおいては、現在の新しい職場にうまく適応できなかった結果である可能性が高いため、適応できていた以前の職場に戻すか、又は他の適応可能と思われる職場への異動を積極的に考慮した方がよい場合がある。

その他、職場要因と個人要因の不適合が生じている可能性がある場合、運転業務・高所作業等従事する業務に一定の危険を有する場合、元の職場環境等や同僚が大きく変わっている場合などにおいても、本人や職場、主治医等からも十分に情報を集め、総合的に判断しながら配置転換や異動の必要性を検討する必要がある。

イ 職場復帰後における就業上の配慮

数か月にわたって休業していた労働者に、いきなり発病前と同じ質、量の仕事を期待することには無理がある。また、うつ病などでは、回復過程においても状態に波があることも事実である。

このため、休業期間を短縮したり、円滑な職場復帰のためにも、職場復帰後の労働負荷を軽減し、段階的に元へ戻す等の配慮は重要な対策となる。これらの制度の採用に当たっては、あらかじめ衛生委員会等で審議する等により、ルールを定めておくことが望ましい。

なお、短時間勤務を採用する場合には、適切な生活リズムが整っていることが望ましいという観点からは、始業時間を遅らせるのではなく終業時間を早める方が望ましい。また、同僚に比べて過度に業務を軽減されることは逆にストレスを高めること等もあるので、負荷業務量等についての調整が必要である。ケースによっては、職場復帰の当初から、フレックスタイム制度など特段の措置はとらず、本来の勤務時間で就労するようにさせたりする方が、良い結果をもたらすこともある。

　このように、就業上の配慮の個々のケースへの適用に当たっては、どのような順序でどの項目を適用するかについて、主治医に相談するなどにより、慎重に検討するようにすることが望ましい。具体的な就業上の配慮の例として以下のようなものが考えられる。

・短時間勤務
・軽作業や定型業務への従事
・残業・深夜業務の禁止
・出張制限（顧客との交渉・トラブル処理などの出張、宿泊をともなう出張などの制限）
・交替勤務制限
・業務制限（危険作業、運転業務、高所作業、窓口業務、苦情処理業務等の禁止又は免除）
・フレックスタイム制度の制限又は適用（ケースにより使い分ける。）
・転勤についての配慮

⑸　**職場復帰に関する判定委員会（いわゆる復職判定委員会等）の設置**

　職場復帰に関する判定委員会（いわゆる復職判定委員会等）が設置されている場合、職場復帰支援の手続きを組織的に行える等の利点があるが、委員会決議についての責任の所在の明確化、迅速な委員会開催のための工夫、身体疾患における判定手続きと異なることについての問題点等について十分に検討しておく必要がある。

⑹　**職場復帰する労働者への心理的支援**

　疾病による休業は、多くの労働者にとって働くことについての自信を失わせる出来事である。必要以上に自信を失った状態での職場復帰は、当該労働者の健康及び就業能力の回復に好ましくない影響を与える可能性が高いため、休業開始から復職後に至るまで、適宜、周囲からの適切な心理的支援が大切となる。特に管理監督者は、労働者の焦りや不安に対して耳を傾け、健康の回復を優先するよう努め、何らかの問題が生じた場合には早めに相談するよう労働者に伝え、事業場内産業保健スタッフ等と相談しながら適切な支援を行っていく必要がある。

　管理監督者や労働者に対して、教育研修・情報提供を通じ、職場復帰支援への理解を高め、職場復帰を支援する体制をつくることが重要である。

⑺　**事業場外資源の活用等**

　職場復帰支援における専門的な助言や指導を必要とする場合には、それぞれの役割に応じた事業場外資源を活用することが望ましい。専門的な人材の確保が困難な場合等には、地域産業保健センター、都道府県産業保健推進センター、中央労働災害防止協会、労災病院勤労者メンタルヘルスセンター、精神保健福祉センター、保健所等の事業場外資源の支援を受ける等、その活用を図ることが有効である。

　また、公的な事業場外資源による職場復帰支援サービスの例として、地域障害者職業センターが行う「職場復帰支援（リワーク支援）事業」があり、職場復帰後の事業場等への公的な支援の例として、リワーク支援終了後のフォローアップや「職場適応援助者（ジョブコーチ）による支援事業」（障害者が職場に適応できるよう、障害者職業カウンセラーが策定した支援計画に基づきジョブコーチが職場に出向いて直接支援を行う事業）などがある。

　その他、民間の医療機関やいわゆるEAP（Employee Assistance Program）等が、有料で復職支援プログラム、リワークプログラム、デイケア等の名称で復職への支援を行うケースがある。ただし、これらの機関が提供するサービスの内容や目標は多様であり、それらが事業場で必要としている要件を十分に満たしているかについて、あらかじめ検討を行うことが望ましい。

　また、状況によっては、事業者側から本人に、主治医の治療に関して他の医師の意見を聴くこと（セカンド・オピニオン）を勧めることも考えられる。この場合は、セカンド・オピニオンは本人への治療

方針の問題であることから、最終的には本人の意思に委ねるとともに、慎重に行うことが望ましい。

　特に50人未満の小規模事業場では、事業場内に十分な人材が確保できない場合が多いことから、必要に応じ、地域産業保健センター、労災病院勤労者メンタルヘルスセンター等の事業場外資源を活用することが有効であり、衛生推進者又は安全衛生推進者は、事業場内の窓口としての役割を果たすよう努めることが必要となる。

付記
1　用語の定義
本手引きにおいて、以下に掲げる用語の定義は、それぞれ以下に定めるところによる。
- (1)　産業医等
　産業医その他労働者の健康管理等を行うのに必要な知識を有する 医師をいう。
- (2)　衛生管理者等
　衛生管理者、衛生推進者及び安全衛生推進者をいう。
- (3)　事業場内産業保健スタッフ
　産業医等、衛生管理者等及び事業場内の保健師等をいう。
- (4)　心の健康づくり専門スタッフ
　精神科・心療内科等の医師、心理職等をいう。
- (5)　事業場内産業保健スタッフ等
　事業場内産業保健スタッフ及び事業場内の心の健康づくり専門スタッフ、人事労務管理スタッフ等をいう。
- (6)　管理監督者
　上司その他労働者を指揮命令する者をいう。
- (7)　職場復帰支援プログラム
　個々の事業場における職場復帰支援の手順、内容及び関係者の役割等について、事業場の実態に即した形であらかじめ当該事業場において定めたもの。
- (8)　職場復帰支援プラン
　職場復帰をする労働者について、労働者ごとに具体的な職場復帰日、管理監督者の就業上の配慮及び人事労務管理上の対応等の支援の内容を、当該労働者の状況を踏まえて定めたもの。

2　様式例について
　後掲の様式例は、本手引きに基づいて職場復帰支援を行うために、各ステップで必要となる文書のうち要となる文書について、その基本的な項目や内容を例として示したものである。この様式例の活用に当たっては、各事業場が衛生委員会等の審議を踏まえて職場復帰支援プログラムを策定し、必要な諸規程を整備し、職場復帰支援プログラムを運用する過程において、これらの様式例を参考に、より事業場の実態に即したものを整備することが望ましい。

3　その他
　本手引きの第3ステップ以降は、心の健康問題による休業者で、医学的に業務に復帰するのに問題がない程度に回復した労働者を対象としたものである。この適用が困難な場合には、主治医との連携の上で、地域障害者職業センター等の外部の専門機関が行う職業リハビリテーションサービス等の支援制度の活用について検討することが考えられる。なお、職業リハビリテーションや、地域保健における医療リハビリテーション（デイケアなど）を利用する場合には、それらが何を目的としているかを見極めた上で、それらが事業場の目的に適していることを確認することが重要である。

様式例１（本文３の⑶のアの㈠関係）

年　　　月　　　日

職場復帰支援に関する情報提供依頼書

病院
クリニック　　　　先生　御机下

〒
○○株式会社　　○○事業場
産業医　　　　　　　　　　印
電話　○－○－○

　下記１の弊社従業員の職場復帰支援に際し、下記２の情報提供依頼事項について任意書式の文書により情報提供及びご意見をいただければと存じます。
　なお、いただいた情報は、本人の職場復帰を支援する目的のみに使用され、プライバシーには十分配慮しながら産業医が責任を持って管理いたします。
　今後とも弊社の健康管理活動へのご協力をよろしくお願い申し上げます。

記

１　従業員
　　氏　　名　　○　○　○　○（男・女）
　　生年月日　　　　年　　　月　　　日

２　情報提供依頼事項
　⑴　発症から初診までの経過
　⑵　治療経過
　⑶　現在の状態（業務に影響を与える症状及び薬の副作用の可能性なども含めて）
　⑷　就業上の配慮に関するご意見（疾患の再燃・再発防止のために必要な注意事項など）
　⑸
　⑹
　⑺

（本人記入）
　私は本情報提供依頼書に関する説明を受け、情報提供文書の作成並びに産業医への提出について同意します。
　　　　年　　　月　　　日　　　　　　　　　　氏名　　　　　　　　　　印

様式例2（本文3の⑶関係）

職場復帰支援に関する面談記録票

記録作成日　　　　年　　月　　日　記載者（　　　　　　　　　　　　）

事業場		所属		従業員番号	氏　名		男・女	年齢　　歳

面談日時：　　　　年　　月　　日　　　時
出席者：管理監督者（　　　　　　）人事労務担当者（　　　　　　）産業医等（　　　　　）
　　　　衛生管理者等（　　　　　）保健師等（　　　　　）他（　　　　　）

これまでの経過のまとめ	
主治医による意見	医療機関名：　　　　　　　　主治医：　　　　　　　連絡先： 治療状況等 就業上の配慮についての意見
現状の評価問題点	・本人の状況 ・職場環境等 ・その他
職場復帰支援プラン作成のための検討事項（復職時及びそれ以降の予定も含めて）	・職場復帰開始予定日：　　　　年　　月　　日 ・管理監督者による就業上の配慮 ・人事労務管理上の対応事項 ・産業医意見 ・フォローアップ ・その他
職場復帰の可否	可・不可（理由：　　　　　　　　　　　　　　　　　　　　　　　）
次回面談予定	年　　月　　日　　　時　　　面談予定者：

様式例３（本文３の⑷関係）

年　　　月　　　日

人事労務責任者　殿

職場復帰に関する意見書

〇〇事業場
産業医　　　　　印

事業場		所属		従業員番号	氏　名	男・女	年齢　　歳

目　的	（新規・変更・解除）

復職に関する意見	復職の可否	可　　　条件付き可　　　不可
	意見	

就業上の配慮の内容(復職可又は条件付き可の場合)	・時間外勤務（禁止・制限　　　H）　・交替勤務（禁止・制限　　） ・休日勤務　　（禁止・制限）　　　　・就業時間短縮（遅刻・早退　　　H） ・出張　　　　（禁止・制限）　　　　・作業転換 ・配置転換・異動 ・その他： ・今後の見通し

面談実施日	年　　　月　　　日
上記の措置期間	年　　　月　　　日　～　　年　　　月　　　日

様式例4（本文3の(4)のエ関係）

年　　　月　　　日

職場復帰及び就業上の配慮に関する情報提供書

病院
クリニック　　　　　先生　御机下

〒
○○株式会社　○○事業場
産業医　　　　　　　　　印
電話　○－○－○

　日頃より弊社の健康管理活動にご理解ご協力をいただき感謝申し上げます。
　弊社の下記従業員の今回の職場復帰においては、下記の内容の就業上の配慮を図りながら支援をしていきたいと考えております。
　今後ともご指導の程どうぞよろしくお願い申し上げます。

記

氏名	（生年月日　　　年　　月　　日　年齢　　歳）	性　別
		男・女
復職（予定）日		
就業上の配慮の内容	・時間外勤務（禁止・制限　　　　H）　・交替勤務（禁止・制限） ・休日勤務　　（禁止・制限）　　　　　・就業時間短縮（遅刻・早退　　　H） ・出張　　　　（禁止・制限）　　　　　・作業転換 ・配置転換・異動 ・その他： ・今後の見通し	
連絡事項		
上記の措置期間	年　　　月　　　日　～　　　年　　　月　　　日	

〈注：この情報提供書は労働者本人を通じて直接主治医へ提出すること〉

〔著者略歴〕

廣 尚典（ひろ・ひさのり）

　昭和61年3月、産業医科大学医学部卒業。日本鋼管病院鶴見保健センター長、アデコ㈱健康支援センター長等を経て、平成18年12月、産業医科大学産業生態科学研究所精神保健学教室 助教授（准教授）、平成22年4月より同教授。平成29年4月より同大学産業医実務研修センター長を併任。令和2年3月退職し、同年4月より同大学名誉教授。令和4年4月より厚生労働省労働保険審査会 委員。医学博士、労働衛生コンサルタント、日本産業衛生学会認定指導医、日本社会医学系専門医協会指導医。

　日本産業精神保健学会理事、日本ストレス学会理事ほか多くの学会の理事・評議員を務め、厚生労働省、人事院、中央労働災害防止協会ほかのメンタルヘルス関連の委員会委員等を歴任。

　著書は、『要説 産業精神保健 改訂第2版』診断と治療社（単著）、『キャリアカウンセリングとメンタルヘルス』金子書房（共編著）、『職場のメンタルヘルス100のレシピ（新訂版）』金子書房（共編著）、『チームで取り組む職場のメンタルヘルス』診断と治療社（共編著）など。論文多数。

How to 産業保健❸
メンタルヘルス　どう進める？　職場復帰支援の実務　増補改訂版

2011年5月13日	初　版
2021年8月5日	第2版（増補改訂版）
2023年2月13日	第2版　第2刷

著　　　者	廣 尚典
編集発行人	井上 真
発　行　所	公益財団法人 産業医学振興財団
	〒101-0048　東京都千代田区神田司町2-2-11 新倉ビル3階
	TEL 03-3525-8291　FAX 03-5209-1020
	URL　https://www.zsisz.or.jp
印　刷　所	イー・エス・プリント
表紙デザイン	grab 等々力 嘉彦

ISBN978-4-915947-75-9 C2047 ¥1800E

©Hisanori Hiro, 2021　落丁・乱丁はお取り替え致します。

本書の全部または一部の複写・複製および磁気または光記録媒体への入力等を禁ず。

■ 好 評 既 刊

How to 産業保健 No. 1

新版 まるわかり職場巡視　工場編
－ 現場写真でたどる巡視の視どころ・勘どころ －

加部　勇 編著
B5判／ 132 ページ／本文 2 色刷／定価：2,200 円（税込）／送料 350 円

◆巡視のポイントを豊富な現場写真とともにわかりやすく解説。好評を博した旧版の構成を見直し、
新たなテーマ、写真を加えた大幅改訂版

How to 産業保健 No. 4

実践　安全衛生委員会の実務Q & A

加藤憲忠 編著
B5判／ 99 ページ／本文 2 色刷／定価：2,200 円（税込）／送料 350 円

◆最前線で活躍する現役産業医 4 名が自身の経験も踏まえ、法的規定から安衛委員会運営・
活性化のノウハウ・コツまでを惜しみなく披露。全編を新規書き下ろし!!

How to 産業保健 No. 5

新版 まるわかり職場巡視　事務所編
－ 現場写真でたどる巡視の視どころ・勘どころ －

竹田　透 著
B5判／ 103 ページ／本文 2 色刷／定価：1,980 円（税込）／送料 350 円

◆事務所巡視の準備から実施、事後措置までの手順を写真とともに詳しく解説。
受動喫煙、感染症対策も取り上げるとともに、巡視にまつわるコラムも充実

How to 産業保健 No. 6

安全配慮義務　判例とその意義
－ 産業保健スタッフのためのリスクマネジメント －

岡田邦夫 著
B5判／ 136 ページ／本文 2 色刷／定価：2,200 円（税込）／送料 350 円

◆主要判例や法令をベースに、企業・産業医と安全配慮義務との係わりや留意すべき点を“産業医目線”から
平易に解説
◆約 40 の判例や産業保健スタッフが知っておきたい法令等を紐解きつつ、働く人の安全と健康、健康経営の
必要性、その履行・実現のための方策を解説

How to 産業保健 No. 9

長時間労働対策・面接指導の Q & A

堀江正知 編著
B5判／ 193 ページ／本文 2 色刷／定価：2,420 円（税込）／送料 350 円

◆テレワーク、副業や兼業、ハラスメント、医師の労働管理等に関する Q を新設